AF305997

HISTOIRE

DES LUNETTES

PAR

Le Docteur P. PANSIER, d'Avignon

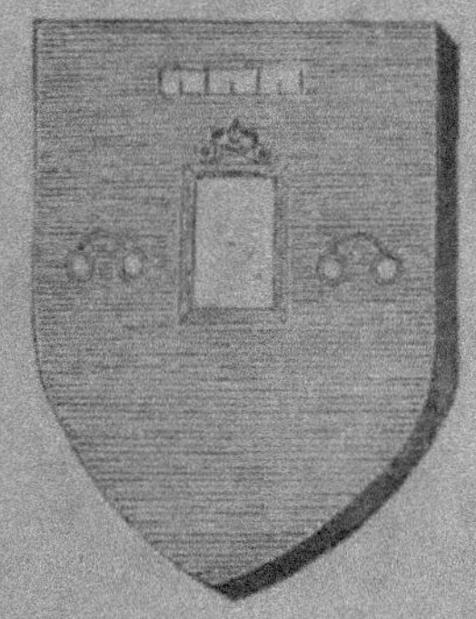

PARIS

A. MALOINE, ÉDITEUR

23, RUE DE L'ÉCOLE DE MÉDECINE, 23

—

1901

HISTOIRE
DES LUNETTES

OUVRAGES DU MÊME AUTEUR

— **Les manifestations oculaires de l'Hystérie**. Paris, Alcan, 1892, in-8°, avec planches en couleur.

— **Traité de l'Œil artificiel**. Paris, Maloine, 1895, in-8°, avec figures dans le texte.

— **Traité d'Électrothérapie oculaire**. Paris, Maloine, 1896, in-12, avec figures.

— (En collaboration avec A. Pamard.) **Les œuvres de P.-F.-B. Pamard**, *chirurgien et oculiste* (1728-1793), éditées pour la première fois, d'après ses manuscrits. Paris, Masson, 1900, in-8°, avec 7 planches en phototypie.

— (En collaboration avec C. Laborde et H Teulié.) **Le Compendil de Bienvenu de Jérusalem pour la douleur et maladie des yeulx**, édition française, d'après le manuscrit de la Bibliothèque Nationale de Paris (XV⁰ siècle), suivi de la version provençale, d'après le manuscrit de la Bibliothèque de Bâle (XIII⁰ siècle). Paris, Maloine, 1901, in-8°, avec 2 planches en phototypie.

— **Le « Tractatus de aegritudinibus oculorum » d'Alcoatin (1159)**, d'après les manuscrits des Bibliothèques de Strasbourg et d'Erfurt. *(Sous presse.)*

Avignon, Imprimerie Fr. SEGUIN, rue Bouquerie, 11

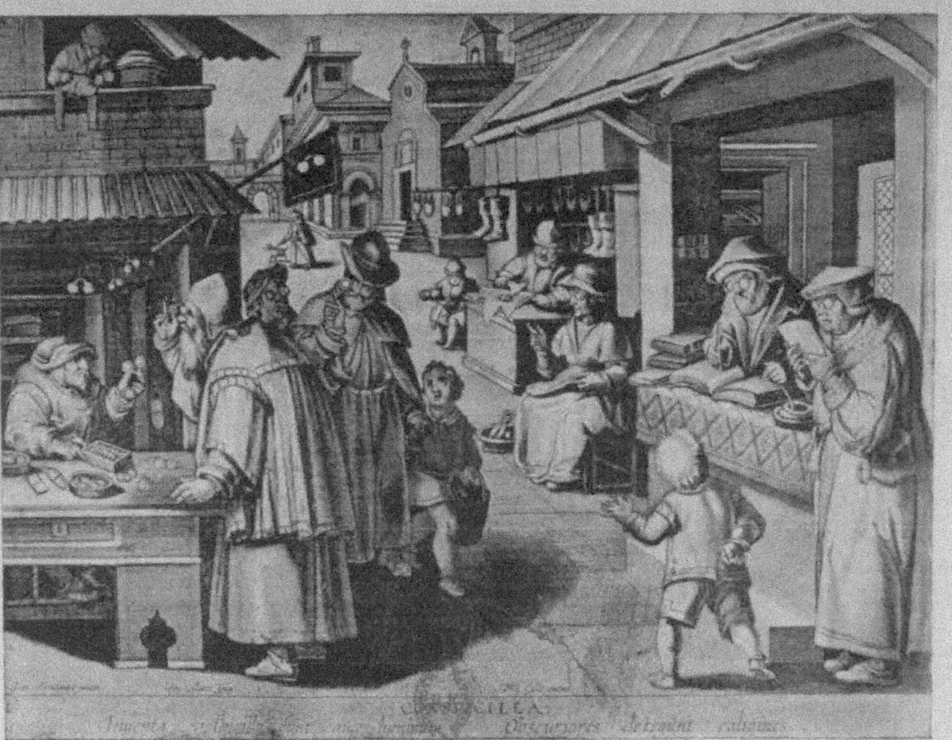

PLANCHE I

LE MARCHAND DE LUNETTES AU XVIᵉ SIÈCLE

D'APRÈS JEAN STRADAN

HISTOIRE

DES LUNETTES

PAR

Le Docteur P. PANSIER, d'Avignon

> *Incorruptam fidem professis nec amore quisquam et sine odio dicendus est.* (TACITE.)
>
> L'historien impartial doit parler de chacun sans amour comme sans haine.

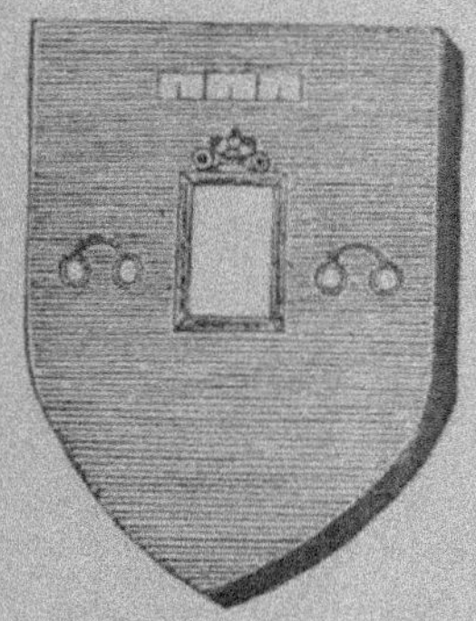

PARIS

A. MALOINE, ÉDITEUR

23, RUE DE L'ÉCOLE DE MÉDECINE, 23

—

1901

HISTOIRE DES LUNETTES.

CHAPITRE I.

I. Anachronismes artistiques. — II. Les loupes et les lentilles chez les anciens. — III. L'émeraude de Néron. — IV. Citations données comme une preuve de l'usage des verres d'optique chez les anciens.

I.

Si nous nous en rapportons au témoignage des peintres et des littérateurs, l'usage des lunettes serait fort ancien.

Albert Dürer, dans ses gravures de la Vie de la Vierge, représente des vieillards lisant à l'aide de pince-nez.

Dominico Ghirlandajo (1449-1498), raconte Manni (1), dans une peinture qui se trouve sur la paroi latérale gauche de l'église *di Ognissanti* de Florence, représente saint Jérôme (331-420) en train de lire, et une paire de lunettes sont suspendues devant lui. Aussi on voyait à Venise, vers 1660, une vieille enseigne accrochée devant la boutique d'un opticien avec cette légende : A saint Jérôme, inventeur des lunettes (*San Girolamo, inventore delle occhiali. Manni*).

Citerons-nous La Bruyère faisant répondre à Irène par Esculape : « Votre vue s'affaiblit, prenez des lunettes. »

(1) Tous les auteurs qui ont écrit sur l'histoire des lunettes ont généralement copié (souvent il faudrait dire plagié) l'ouvrage de Manni : *Degli occhiali di naso, inventati da Salvino Armati, gentiluomo florentino*, Trattato istorico di Dominico Maria Manni, academico florentino ; in Firenze, MDCCXXXVIII. Nella stamperia d'Anton Maria Albinizzi, in-8° de 84 pages.

On doit indiquer aussi les deux sources suivantes qui seront fréquemment citées :

Carlo Manzini, *L'occhiale all' occhio*. Bologne, 1660.

Redi, *Lettera sopra l'invenzione degli occhiali di naso*. Florence, 1648, in-4°.

La lettre de Redi se trouve rapportée en entier dans Manni. Elle se trouve aussi dite en français dans Spon, *Recherches curieuses sur l'antiquité*. Lyon, 1693, 213.

Laissant de côté ces anachronismes artistiques (1), passons à des sources plus autorisées et voyons d'abord ce que les anciens savaient des lentilles.

II.

Les anciens connaissaient les verres convexes : c'est incontestable. Dans les fouilles de Ninive on a trouvé une lentille en cristal de roche. Elle est de forme ovalaire, longue de 16^{mm}, large de 12 ; elle est plan convexe. Sa surface plane est rugueuse et dépolie ; la surface convexe paraît avoir été taillée assez grossièrement à la meule, elle est assez bien polie quoique un peu détériorée. Malgré ces imperfections et le mauvais état de conservation, on peut mesurer sa distance focale qui est de 15 centimètres environ (2).

Priesley (3) parle de morceau de cristal de roche en forme de lentilles d'origine druidique, et ayant apparemment servi au grossissement des objets. Ces lentilles se trouveraient au Museum de Cambridge. Sans contester ce dire, nous pouvons rappeler que le globe de cristal, tel celui qui a été découvert, en 1653, à Tournay, dans le tombeau de Childéric Ier, était un signe de la puissance, et pourrait n'avoir pas d'autre signification entre les mains de vieux prêtres gaulois.

Des lentilles ont été trouvées dans les fouilles de Pompéi et de Nola : une de celles-ci (provenant de Pompéi et exposée au musée

(1) Albertotti, dans ses *Notes sur le traité des lunettes de Daca de Valdes*, relève dans le même ordre d'idées les tableaux suivants :

1° Galerie nationale de Londres, n° 707 : école allemande du XV° siècle, un saint Pierre tenant à la main gauche un binocle.

2° Pinacothèque de Bologne : La vocation de saint Mathieu de Ludovico Caracci (1555-1619) ; saint Mathieu assujettit son binocle sur le nez.

3° Église de la Trinité de Florence : La mort de saint François de Domenico Ghirlandajo ; un vieillard lit avec un pince-nez.

4° Pinacothèque de Parme, n° 326. École espagnole du XVI° siècle, portrait du marquis d'Altamura, portant un binocle sur le nez.

5° Crypte du dôme de Parme. Chapelle Rusconi : fresques du XV° siècle, représentant plusieurs vieux portant pince-nez.

6° Galerie royale de peinture de Windsor : les usuriers de Quentin Metsys (1466-1530). Un vieux écrit sur un livre avec le pince-nez

7° Manni cite encore un tableau de Cigoli (1539-1613, à l'église de San Francesco di Prato), représentant la circoncision de Jésus-Christ avec Siméon, le nez armé de lunettes.

8° Ajoutons le n° 2011 du musée du Louvre : Jésus-Christ chassant les vendeurs du temple, de Jordaens ; parmi ceux-ci se trouve une femme portant un binocle.

(2) David Brewster, *Athenaeum français*, 18 septembre 1852, et Layard : *Discove... in the ruins of Niniveh and Babylon.* London, 1853.

(3) Priestley, *Histoire de l'optique.*

de Naples) consiste en un petit disque de verre plan convexe; il a
6 centimètres et demi de diamètre et la plus grande hauteur de la
convexité est de douze millimètres ; la circonférence est usée à la
roue et disposée pour la sertissure (1). Celle provenant de Nola,
toujours plan convexe, est de même forme, mais enchâssée dans
un cercle d'or (2).

Un célèbre antiquaire de Rome, Francesco di Ficaroni, inter-
rogé par Manni sur les verres que possédaient les anciens, lui
répondit : Qu'il avait vu des figurines antiques dessinées sur des
pierres précieuses, tellement fines et délicates, qu'il était impossible qu'elles aient été sculptées sans le secours d'une loupe. Des-
cendant un jour dans les catacombes de San Lorenzo fuori le
Mura : « Io stesso, ajouta-t-il, trovai una lente murata e fermata col
gesso o calcina fina ; e questa lenti era giusto della grandezza d'un
testone, che ingrandeva mirabilabente le cose (3). » L'antiquaire
romain la prêta à un de ses amis qui la lui perdit.

Les anciens connaissaient-ils l'usage des loupes, ou n'étaient-
elles que des objets de luxe? Pour prouver que les Romains connaissaient le pouvoir grossissant des verres convexes, on cite le
passage suivant de Sénèque : « Une écriture mince et embrouillée
à travers une boule de verre paraît plus grosse et plus distincte (4). »
Mais Sénèque n'attribue nullement cet effet à la forme du verre :
« J'ajouterai que tout ce que nous voyons à travers l'eau nous
paraît plus gros. Plongés dans l'eau, les fruits à travers le verre
nous paraissent plus beaux. » Il y revient plus loin : « Tous les
corps vus à travers un liquide nous apparaissent plus gros que
réellement. »

(1) Gerspach, *L'art de la verrerie*, p. 41.

(2) Dutens parle des lentilles antiques en ces termes : « J'ai vu dans un cabinet d'anti-
quités du roi de Naples à Portici plusieurs loupes ou lentilles plus fortes que celles
qui sont en usage parmi nos graveurs : quelques-unes n'ont que 4 lignes de foyer,
et j'en ai moi-même une moins forte à la vérité qui a été trouvée à Herculanum. »
(*Origine des découvertes attribuées aux modernes*, Paris, 1776.) Govi (*Introduzione
dell' Ottica di Tolemeo*, 1885, Torino, p. xxxi), faisant allusion à cette citation de
Dutens, ajoute : « La supposée lentille indiquée par quelques écrivains comme trouvée
à Herculanum ou à Pompéi et conservée au musée de Portici (maintenant dans celui
de Naples) n'est pas et ne peut pas avoir été une lentille. C'est une pièce de verre
irrégulièrement plan convexe, tomenteuse et pleine de bulles, telle en somme que,
même en la supposant primitivement plus régulière et sans l'usure du temps, elle
n'aurait pas pu donner une image utile des objets vus à travers. »

(3) *Il y a une trentaine d'années*, dit-il : c'était donc au commencement du XVIIIe
siècle.

(4) Illud adjiciam, omnia per aquam videntibus longe esse majora. Litterae quamvis
minutae et obscurae, per vitream pilam aqua plenam majores clarioresque cernuntur.
Poma formosiora quam sint videntur, si innatant vitro...... Quidquid videtur per
humorem, longe amplius vero est. Sénèque, *Questions naturelles*, liv. I, chap. 5 et 7.

C'était d'ailleurs un phénomène physique très connu des traiteurs romains, qui en usaient à leur devanture pour rendre plus appétissantes leurs marchandises. « Nous voyons, dit Macrobe, parlant des traiteurs et restaurateurs, dans des vases de verre pleins d'eau les œufs apparaître plus gros ; les fibres des viandes sont plus distinctes et amplifiées, les anneaux des boyaux semblent énormes (1). » Mais comme Sénèque, Macrobe n'attribue cette action qu'à l'eau dans laquelle sont plongés ces objets.

De même, Aulu-Gelle nous dit : « Les objets que nous voyons plongés dans l'eau nous paraissent plus volumineux (2). »

Les anciens paraissent avoir mieux connu l'action calorifique que produit au foyer de la loupe la concentration des rayons de soleil. Le passage suivant des Nuées d'Aristophane en contient une mention très nette.

« STREPSIADE. — As-tu jamais vu chez les marchands droguistes cette pierre brillante et diaphane avec laquelle on allume le feu ?

« SOCRATE. — Tu veux dire le cristal.

« STREPSIADE. — Ne pourrai-je pas, lorsque le greffier écrira ma condamnation, prendre le cristal, et, me tenant à l'écart, faire fondre au soleil toutes les lettres du jugement ? »

A cette époque, les écrits, jugements, étaient libellés sur des tablettes de cire, il suffisait d'une chaleur peu intense pour les détruire.

Mais Pline est beaucoup plus explicite : « Un globe de verre creux rempli d'eau, exposé aux rayons du soleil, s'échauffe tellement qu'il brûle une étoffe (3). »

Pline cite aussi le cristal de roche comme jouissant des mêmes propriétés que la sphère de verre remplie d'eau : « Je rappelle que les médecins ayant à brûler certaines parties du corps, indiquent que le moyen le plus pratique est de se servir d'une sphère de cristal exposée aux rayons du soleil (4). »

Avec des lentilles de 7 dioptries, telles que celles trouvées à Venise, à Pompéi, on peut en quelques secondes allumer au soleil

---

(1) Videmus in doliolis vitreis aquae plenis et ova globis majoribus, et jecuscula fibris tumidioribus et vulvas spiris ingentibus. *Macrobii Saturn., lib. 8, cap. 14, initio.*

(2) Reddit etiam causas ea disciplina cur istae quoque visiones fablant; *ut quae in aqua conspiciuntur, majora ad oculos fiant;* quae procul ab oculis sunt, minora. Livre XVI, chap. 18.

(3) Cum addita aqua vitreae pilae soli adverso, in tantum excandescant ut vestes exurant. Livre XXXVI.

(4) Invenio medicos, quae sunt urenda corporum, non aliter utilius id fieri putare, quam cristallina pila adversis posita solis radiis. Livre XXXVII, chap. 10.

l'amadou ou la mèche à briquet ; elles seraient également suffisantes pour amener une cautérisation des téguments.

En tous cas, les Romains ignoraient l'usage des verres convexes pour pallier aux inconvénients de la presbytie, puisque, au témoignage de Manni, Cicéron, Cornelius Nepos, Suétone attestent que, lorsque, en vieillissant, la vue s'affaiblit, on n'a pas d'autre ressource que de se faire faire la lecture par un esclave.

III.

Les verres concaves paraissent avoir été complètement inconnus des anciens.

Néron, nous dit Suétone (1), avait les yeux bleus et la vue basse. Il assistait aux combats de gladiateurs du faîte de l'avant-scène du cirque. D'après Pline, dans ces circonstances, il se servait d'une émeraude (2). De cette phrase de Pline on a conclu que Néron était myope et se servait d'une émeraude concave pour corriger sa myopie.

Rapportons intégralement le passage de l'auteur latin :

« Il n'est point de couleur plus agréable à l'œil que celle de l'émeraude : quelque plaisir que l'on prenne à considérer les feuilles et les herbes vertes, on en goûtera infiniment davantage à contempler les émeraudes, à la teinte verte desquelles nulle couleur ne peut être comparée. Aussi sont-elles les seules pierres dont l'aspect contente la vue sans la lasser. Et même, lorsque notre vision est affaiblie par un travail forcé et minutieux, la fixation d'une émeraude la soulage et la fortifie. Les lapidaires n'ont pas d'autre moyen de reposer leurs yeux fatigués : la douce couleur de l'émeraude adoucit et repose leur vision. Lorsqu'on regarde une émeraude de loin, elle paraît plus grosse, parce que, frappant de son éclat l'air qui l'environne, elle lui communique une couleur verte. A l'ombre, au soleil, à la lampe, toujours la même avec le même éclat, l'émeraude est transparente et conserve cette diaphanéité, quelle que soit son épaisseur : c'est là une des choses qui nous charment le plus dans les eaux.

« Les émeraudes sont le plus souvent concaves, en sorte qu'elles réunissent les rayons visuels. C'est pourquoi on les laisse telles qu'elles sont et on ne se permet pas de les graver. D'ailleurs

(1) Statura fuit paene justa..... oculis coesiis et hebetioribus. Suétone, chap. 51.
(2) Nero princeps gladiatorum pugnas spectabat smaragdo. Pline, *Historia*, lib XXXVII, cap. xv.

celles de Scythie et d'Égypte sont si dures qu'il est impossible de les entamer. Les émeraudes plates représentent les objets droits et de la même manière que fait un miroir plan. L'empereur Néron regardait avec une émeraude les combats de gladiateurs (1). »

Si l'on ne citait que ces deux phrases : « Les émeraudes sont généralement concaves, en sorte qu'elles réunissent les rayons visuels.... Néron se servait d'une émeraude pour regarder les combats de gladiateurs », il en découlerait l'interprétation suivante : Que Pline connaissait les effets des verres concaves sur la vue, et que Néron se servait d'une pierre concave pour corriger sa myopie. Les émeraudes, surtout celles transparentes et sans défaut, étaient d'un prix très élevé, c'était donc là un monocle qui n'était pas à la portée de tous. Ceci nous expliquerait pourquoi l'usage ne s'en vulgarisa pas.

Mais de la lecture de tout le passage de l'auteur latin, on tire une impression bien différente. Il semble que Pline ne veut donner l'émeraude que comme ayant une action bienfaisante sur la vue, action propre à cette pierre. Le scarabée vert jouissait d'ailleurs de vertus semblables et Pline se sert pour lui de termes fort analogues à ceux qu'il a employés dans ce chapitre de l'émeraude (2). Dès lors, l'émeraude, comme le scarabée, n'est plus qu'un topique ayant une action adoucissante sur la vue, et c'est dans ce seul but qu'elle aurait été employée par Néron. Cette influence du vert sur la vue se conservera comme une tradition et nous la retrouverons encore au XIX siècle.

Aulu-Gelle (3), étudiant les vices rédhibitoires des esclaves, se demande si la myopie doit figurer parmi les causes de nullité du contrat de vente. Il paraît que la question était fort discutée.

---

(1) *Nullius coloris aspectus jucundior est. Nam herbas quoque virentes frondesque avide spectamus : smaragdos vero tanto libentius, quoniam nihil omnino viridius comparatum illis viret. Praeterea soli gemmarum contuitu oculos implent, nec satiant. Quin et ab intentione alia obscurata, aspectu smaragdi recreatur acies. Scalpentibus gemmas non alia gratior oculorum refectio est : ita viridi lenitate lassitudinem mulcent. Praeterea longinquo amplificantur visu, inficientes circa se repercussum aera : non sole mutati, non umbra, non lucernis, semperque sensim radiantes, et visum admittentes, ad crassitudinem sui facilitate translucida : quod etiam in aquis nos juvat. Idem plerumque et concavi ut visum colligant. Quapropter decreto hominum iis parcitur, scalpi vetitis. Quamquam Scythicorum Aegyptiorumque duritia tanta est, ut nequeant vulnerari. Quorum vero corpus extensum est, eadem, qua specula, ratione supini imagines rerum reddunt. Nero princeps gladiatorum pugnas spectabat smaragdo.* Liber XXXVII, 16.

(2) *Scarabaei viridis natura contuentium visum exacuit. Itaque sculptores contuitu eorum adquiescunt.* Liber XXIX, 38 *in fine*.

(3) Liber IV, cap. 11.

Aulu-Gelle voit dans la myopie non une maladie, mais une malformation inguérissable (*vitium perpetuum*).

La même question est discutée par Ulpien, et les réponses des jurisconsultes font bien voir qu'on ne connaissait aucun artifice, aucun moyen de pallier aux inconvénients de la myopie.

IV.

Panciroli, au XVIe siècle (1), et 300 ans après lui Fukala (2), ont découvert dans Plaute la preuve que les Romains connaissaient et usaient des verres et lunettes. Le comique romain y aurait fait allusion dans les trois passages suivants :

> .... dum redeo domum
> Conspicillo consecutus est clanculum me, usque ad fores.
> (*Cistellaria*, acte I, scène 1.)

> In conspicillo adservabam : palium observabam.
> (Quae supersunt de *Medico*.)

> Cedo vitrum, necesse est conspicilo uti.

Pour ce dernier vers, il est apocryphe. Manni a fouillé vainement les éditions et même les manuscrits de Plaute sans en trouver trace : le Père Pezenas, commentateur et traducteur de Smith, n'a pas été plus heureux que Manni.

Quant aux deux premiers vers, prenant *conspicillum* dans le sens de lunettes ou verre d'optique, Panciroli et Fukala les traduiraient ainsi :

« Tandis que je revenais à la maison, il me suivit du regard à travers son *conspicillum* jusques à la porte. »

« J'observais à travers mon *conspicillum*, je veillais sur le manteau. »

Depuis 300 ans, les latinistes, qui se sont occupés de cette question, ont déclaré cette traduction inadmissible, et je crains fort pour Fukala qu'on ne lui préfère celle de la collection Panckoucke : «A notre retour, il nous suivit à distance, sans nous perdre de vue, jusques à notre porte.» — «J'observais du lieu où je m'étais posté.» — Dans le premier vers, *conspicillo, onis*, est pris dans le sens d'observateur ; dans le second, *conspicillum, i*, lieu d'où l'on observe.

(1) Panciroli, *Rerum memorabilium libri duo*. Amb., 1599.
(2) Fukala, *Die Refractionslehre in Alterthüm. Arch. für Augenh.*, 1899.

On a rapporté aussi ces paroles de l'Ecclésiaste : « Quando commovebuntur custodes domus, et nutabunt viri fortissimi, et otiosae erunt molentes in minuto numero, *et tenebrescent videntes per foramina* (chap. XII, verset 3) », prenant *foramina* pour lunettes au lieu de pupille.

A ce propos, Manzini s'inquiète de savoir quelle devait être la vision des patriarches de la Bible dans leur vieillesse : « L'art des lunettes n'a eu d'autre origine que la nécessité. Les premiers siècles virent engendrer des hommes de complexion robuste, qui lassaient les siècles sans être terrassés par eux, et en vivaient plus de sept à huit, comme Jared qui mourut à 962 ans, et son neveu Mathusalem qui vécut 7 ans de plus que lui. J'en conclus qu'on n'avait point alors besoin de lunettes : la nature seule avait pourvu à la perfection de ces organismes. »

Rappelons qu'au témoignage de l'Écriture sainte, Moïse mourut à 120 ans, sans que sa vue ait été affaiblie (1).

Jamblique, qui vivait dans la première moitié du IVᵉ siècle, raconte que Pithagore s'était appliqué à rechercher des instruments qui fussent d'un secours aussi efficace à l'ouïe, que la règle, le compas et plus particulièrement les δίοπτρα le sont à l'œil.

Il est fort possible que ce mot δίοπτρα désigne les loupes, dont se servaient les médecins et peut-être (?) les graveurs de pierres précieuses, à moins qu'il ne s'agisse de simples miroirs, ou de l'instrument géodésique décrit sous ce même nom par Héron d'Alexandrie (2).

Aucune de ces citations ne nous permet de conclure à l'usage des verres chez les anciens pour pallier aux anomalies de la vision.

(1) Moyses centum et viginti annorum erat quando mortuus est : *non caligavit oculus ejus, nec dentes illius moti sunt. (Deutéronome*, chap. XXXIV, verset 7.)

(2) Letrone, *Recherches sur les fragments d'Héron d'Alexandrie*. Paris, imp. nation., 1851, in-4°, p. 31.

CHAPITRE II.

V.

Les anciens, au moins jusques à Ptolémée (IIe siècle), n'avaient sur la réfraction que des notions grossières.

Le phénomène de la vision fut l'objet de nombreuses discussions de la part des philosophes grecs. Les stoïciens admettaient l'existence d'un fluide qui, allant de l'œil à l'objet, l'embrassait dans toute sa configuration. La théorie de Platon se rapproche de celle des stoïciens : il admet une émission visuelle de l'œil vers l'objet ; du contact du fluide lumineux de l'œil avec la lumière extérieure résulte une sensation, une vibration, qui pénètre jusqu'à l'âme et lui donne l'impression visuelle. Pour Empédocle, Épicure, la vision est la conséquence de l'action que produit sur l'œil l'objet lui-même : la lumière, ajoute Aristote, est une émanation des corps apparaissant par le mouvement que produit en elle la couleur de l'objet : ce mouvement est transmis aux humeurs transparentes de l'œil.

Les premières recherches sur l'optique apparaissent avec Euclide (1) (300 av. J.-C.). Euclide établit que la lumière se propage en ligne droite : les rayons émanant de l'œil se comportent de même, séparés les uns des autres par un certain intervalle. Nous ne voyons que les objets sur lesquels se portent ces rayons : nous jugeons de leur dimension d'après la grandeur de l'angle sous lequel ils nous apparaissent. Les objets nous apparaissent à droite, à gauche, en haut ou en bas, selon qu'ils sont vus par les rayons émanant des parties gauche, droite, supérieure ou inférieure de l'œil.

Euclide s'occupe surtout de catoptrique : il montre comment, avec un miroir concave exposé aux rayons du soleil, on peut allumer du feu. Il connaît cependant la réfraction des rayons lumineux et donne comme exemple l'objet qui, placé au fond d'un vase, devient visible dès que le vase est rempli d'eau.

(1) Ὀπτικά. Paris, 1557, in-4°.

Ptolémée écrit, dans le IIe siècle de notre ère un traité d'optique dont il ne nous reste que des manuscrits incomplets (1). Des cinq livres dont il se composait, il nous manque le premier en entier et une grande partie du cinquième.

La vision, d'après Ptolémée, se fait par émission des rayons de l'œil : par elle nous connaissons les objets, leur grandeur, leur couleur, leur forme, leur situation, leur état de mouvement et de repos. Pour que la vision puisse s'effectuer, il faut un milieu transparent et un objet consistant, capable d'arrêter la vertu visuelle. D'autre part, les objets doivent être lumineux par eux-mêmes ou extrinsèquement. Les couleurs sont les premières choses que nous voyons : elles constituent l'agent propre à la vision (*sensibile proprium visui*), elles sont inhérentes aux objets, ne sont pas visibles par elles-mêmes et ne peuvent être perçues qu'avec l'aide de la lumière.

Les corps lumineux ou colorés se manifestent par une action particulière (*per passionem quae fit in visu*) et cette action est une illumination ou une coloration.

Nous connaissons la situation et les dimensions des objets par l'appréciation de leurs surfaces, l'état de mouvement par le changement qui s'opère dans les couleurs et les surfaces, l'état de repos par l'absence des mêmes changements.

Pour que le mouvement d'un objet soit perceptible, il faut qu'il s'opère en un temps perceptible : ainsi le mouvement des roues allant très vite n'est pas apparent ; de même, si un mouvement insensible se fait durant un temps sensible, le mouvement n'est pas perçu : tels, sur la plage, les bateaux naviguant au loin nous apparaissent immobiles.

La vision connaît la distance des objets par la longueur des rayons, leur position par la disposition de leurs surfaces (*principiorum suorum*) et par l'ordination des rayons qui tombent sur l'objet ; leur grandeur est appréciée par la grandeur de l'angle qui embrasse leurs extrémités.

La vision binoculaire s'opère *per comprehensionem corporis cum radiis consimilibus* : ces rayons ont dans chaque pyramide visuelle une disposition symétriquement égale par rapport à l'axe ; si par un effort nous dérangeons l'axe de nos yeux, de façon que ce ne soit pas *duo radii consimiles* qui arrivent à l'objet, celui-ci nous apparaît double.

(1) Manuscrit latin 7310 de la Bibliothèque nationale de Paris, et Govi, *L'Ottica di Ptolomeo*, Torino, 1885.

Ptolémée connaît certains faits de persistance de l'image dans l'œil : il en donne comme exemple un point sur un disque en rotation qui apparaît comme un cercle, ou la fixation d'une couleur vive qui donne ensuite aux objets la même coloration. Sur un disque composé de segments diversement colorés et mis en rotation, Ptolémée note la disparition des couleurs, remplacées par une teinte uniforme, mais il ne connaît pas les règles qui président à l'apparition de la couleur résultante.

Le Ve livre de Ptolémée est consacré à la réfraction des rayons lumineux, dont il note la déviation par rapport à la perpendiculaire : il donne une appréciation numérique, sous forme de tableaux, de la déviation des rayons passant de l'air dans l'eau et le verre sous des degrés d'incidence différents. Malheureusement ce livre est incomplet et il nous manque la partie la plus intéressante, qui traitait de la réfraction à travers les corps sphériques.

Le petit traité d'optique de Damien, fils d'Héliodore de Larisse, postérieur à celui de Ptolémée, ne nous donne aucune indication nouvelle (1).

Les idées des médecins grecs sont des plus primitives : Celse, au commencement du Ier siècle, inaugure l'erreur que le cristallin est le siège de la vision. Galien revient à la théorie des stoïciens. La vision s'effectue au moyen du pneuma, qui vient du cerveau à la pupille par les canaux du nerf optique. Il se met en communication avec l'objet extérieur, et il se produit simultanément dans le cristallin des modifications correspondant à la couleur, à la forme, à la situation de l'objet : ces modifications se fixent sur la capsule postérieure du cristallin (prolongement de la rétine), comme une image sur un miroir. Alexandre d'Aphrosidias admet même que le pneuma ou *spiritus visorius* peut s'enflammer ; il explique ainsi le phosphène qui se produit quand l'œil est violemment frappé (2).

<hr>

(1) Δαμιανοῦ φιλοσόφου τοῦ Ἡλιοδώρου Λαρισσαίου κεφάλαια τῶν ὀπτικῶν. Berlin, 1897.

(2) Quam ob causam qui in faciem percutiuntur ignem videant ? Quod spiritus visui accommodatus extenuatus per ictum ardet. (*Problemata*, lib. I, probl. 5o. Parisiis, 1541, in-8°.)

VI.

Les théories émises par les anciens pour expliquer les phénomènes visuels font abstraction de toute influence de réfraction.

Au Xe siècle, Ebn el Heitsam (965-1038), astronome et médecin arabe, dont les traducteurs ont fait Alahzen, ou Alahcen, ou Alahren, émet l'adage : *omnis visio fit refracte*.

Alahzen admet que la lumière se propage de trois façons différentes : *recte*, *reflexe* et *refracte*. La propagation de la lumière dans l'air se fait avec une telle rapidité que cette marche échappe à la perception de nos sens.

Alahzen énonce ainsi les lois de la réfraction : la réfraction se rapprochant de la perpendiculaire se produit quand la lumière passe d'un milieu plus diaphane dans un milieu moins diaphane ; la réfraction en s'éloignant de la perpendiculaire a lieu quand la lumière passe d'un milieu plus diaphane dans un milieu moins diaphane. Le rayon, tombant perpendiculairement à la surface du milieu réfracteur, le traverse sans subir de déviation.

La vision s'opère dans le cristallin, dernière expansion des fibres du nerf optique ; elle n'est parfaite que lorsque les rayons lumineux sont arrivés à l'*ultimum sentiens*, au nerf optique. Mais la vision, pour s'effectuer, exige avant tout des phénomènes de réfraction dans les milieux de l'œil. Pénétrant dans l'œil, la lumière suit les lois de la réfraction et se rapproche de la perpendiculaire ; il en résulte d'abord que l'organe peut ainsi recueillir des rayons émanés d'une zone très étendue, ensuite que tous ces rayons convergent vers un même point avec les rayons perpendiculaires (ceux-ci ne subissant pas de réfraction), et ainsi est augmentée la puissance de la vision. Alahzen reconnaît que certains rayons doivent traverser le cristallin et pénétrer dans la concavité du nerf optique ; ces rayons serviraient à compléter la vision (*visionem sive adspectum perficere*). La forme sphérique de la cornée est nécessaire pour que l'œil puisse voir des objets plus grands que lui. En effet, la vision distincte s'effectue par les rayons directs (les rayons obliques ne servent qu'à la compléter, la fortifier) ; si la surface de l'œil était plane, il ne pourrait recevoir de rayons perpendiculaires que d'un objet parallèle et égal à l'œil en dimension. Tous les rayons perpendiculaires tombant sur une sphère concourent au même point, au centre de la sphère ; Alahzen suppose que la pupille est au centre de courbure de la cornée, ce qui permet à tous les rayons tombés sur la cornée de traverser le diaphragme irien.

Alahzen connaît les verres sphériques et étudie d'une façon peu nette leurs effets sur la marche de la lumière, sans tirer aucun avantage pratique de leur emploi. Il note seulement, comme Sénèque, qu'un objet appliqué à la base d'un grand segment de sphère de verre paraît plus grand (1).

Au XIIIᵉ siècle, les recherches d'Alahzen sont reprises par Roger Bacon, Johannes Pithsanus, archevêque de Cantorbéry, et Vitellion. Vitellion (Vitello ou Vitellio), mathématicien polonais, a fait une volumineuse paraphrase de l'optique d'Alahzen. Johannes Pithsanus (John Peckam, archevêque de Cantorbéry, 1240-1292) dans son petit traité, *Perspectiva communis*, a résumé les principes d'optique ; cet ouvrage jouit d'une grande réputation : Fabrice d'Acquapendente, à la fin du XVIᵉ siècle, écrivant son traité *De visione*, lui fait de nombreux emprunts. Il ne mérite pas un tel honneur, il ne présente rien de personnel et ne se recommande que par sa brièveté (2).

Pithsanus donne l'explication physique de l'expérience de Pline, consistant à allumer du feu avec une sphère pleine d'eau exposée aux rayons du soleil.

Vitellion fait remarquer, après Bacon, que l'expérience réussit plus facilement lorsque, au lieu d'une sphère entière, on prend seulement un cristal plan convexe, *minor hemispherio*, et qu'on met l'objet inflammable au centre de la sphère ; la raison est que : *omnes radii totali illi superficiei sphaericae perpendiculariter incidentes, concurrunt in centro.* Il ajoute que ces expériences sont de simples amusements pour les curieux (3).

(1) Alhazeni Arabis, *Opticae thesaurus, libri VII*. Basileae, 1575, in-fol.

(2) Nous avons de Johannes Pithsanus un autre traité intitulé : *Oculus moralis*, divisé en 15 chapitres. Il y est traité au 1ᵉʳ : De numero partium oculum componentium ; II, de ordine partium ; III, de visionum numero ; IV, de visionis modo ; V, de visivis organo completivis ; VI, de mirabilibus circa oculi visionem ; VII, de instructione moralissima XII proprietatum oculi oralis ; VIII, de directoriis oculorum ; IX, de sumptuositate oculi ; X, de corporalium oculorum carentia equanimitatis sufferenda ; XI, de informatione ex VII conditionibus quae requiruntur ad visum ; XII, de instructione praelatorum ex VII proprietatibus oculorum ; XIII, de IV rebus quas spiritualiter oculi debent contemplari ; XIV, de rebus visibilibus oculum delectantibus ; XV, de septemplici oculo intuitus divini.

Cet ouvrage (dont nous n'avons d'ailleurs eu entre les mains qu'un mauvais manuscrit de la fin du XIVᵉ siècle, porté au n° 1848 de la bibliothèque de Troyes, comme d'un auteur inconnu) contient quelques principes empruntés à Alahzen et à Constantin (*liber de oculo*), noyés au milieu de dissertations théologiques.

(3) Vitellionis Thuringopoloni, *Opticae libri X*. Basileae, 1571, in-folio.

— 14 —

Bacon (1) nous donne une étude complète de la marche des
rayons lumineux dans les verres plan concaves et plan convexes.
Nous nous arrêterons sur les canons V et VI (cap. III, dist. II),
traitant de la marche des rayons dans les verres plan convexes, l'œil
étant dans l'air, milieu moins dense. Le canon V est ainsi conçu :
« La convexité du corps réfracteur étant tournée vers l'œil, et l'objet
étant placé entre le centre et l'œil, l'image sera plus près et plus
grande et sera vue sous un plus grand angle. » La figure 1 montre le
schema explicatif de Bacon, la figure 2 montre ce qui se passe en

Fig. 1.

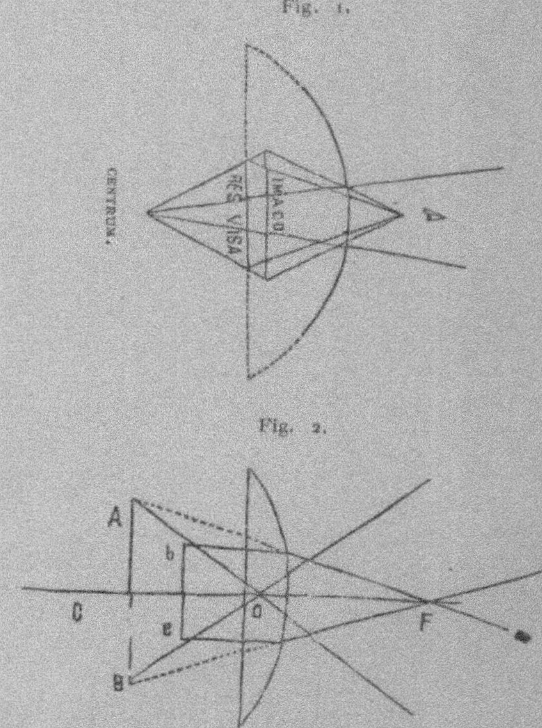

Fig. 2.

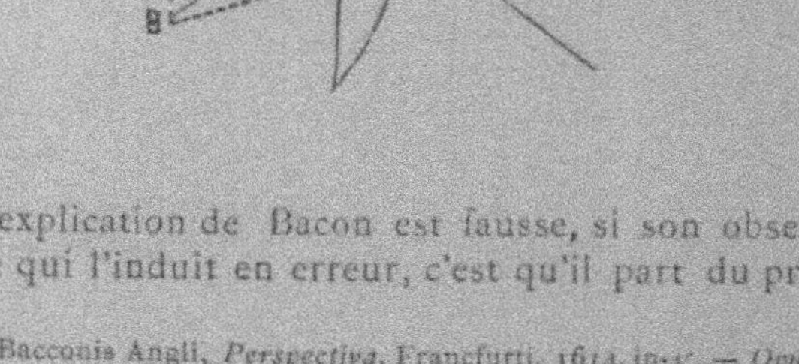

réalité ; l'explication de Bacon est fausse, si son observation est
exacte. Ce qui l'induit en erreur, c'est qu'il part du principe que

(1) Rogeri Bacconis Angli, *Perspectiva*, Francfurti, 1614, in-4°. — *Opus majus*, Londres, 1733. — Carron du Villars fait vivre Bacon au seizième siècle ; né en 1214, il
mourut vers 1294.

pour que l'objet soit vu plus gros, il faut que l'image soit plus grande,
pour que l'image soit plus nette, il faut que la distance de l'image
à l'œil soit aussi petite que possible.

Le canon VI dit que si le centre du corps réfracteur est entre
l'œil et l'objet, l'image est encore plus grande et l'angle aussi,
mais elle est plus éloignée de l'œil. L'observation est exacte,
mais le schema de Bacon (fig. 3 et 4) est encore fautif; il s'agit
cette fois d'une image réelle, mais renversée.

Fig. 3.

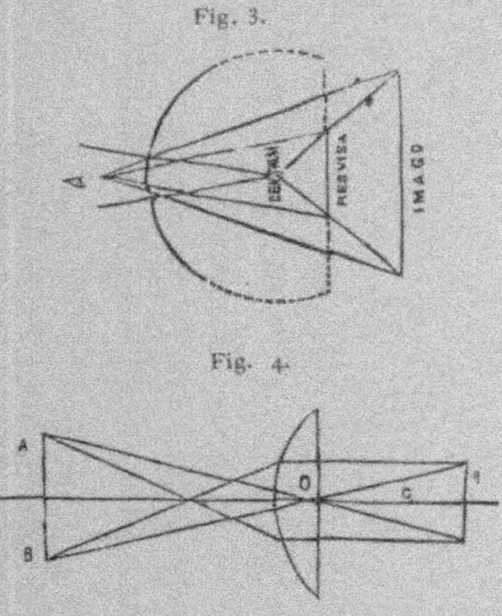

Fig. 4.

Pouvons-nous tirer quelque avantage de ces loupes ? Voici les
propres paroles de Bacon : « Si on regarde des lettres ou autres
choses menues à travers du verre, du cristal ou tout autre corps
transparent placé en dessus des lettres, ce corps transparent cons-
tituant un segment sphérique plus petit que la moitié de la sphère,
la convexité étant tournée vers l'œil, celui-ci verra beaucoup mieux
les lettres et elles lui paraîtront plus grosses. En effet, d'après
le canon V, la convexité du corps réfracteur étant tournée vers
l'œil et l'objet étant entre le centre et l'œil, tout concourt à grossir
l'image : l'angle, sous lequel elle est vue, est plus grand et l'image
est plus proche de l'œil. *Et cet instrument sera très utile aux
vieillards, qui pourront ainsi voir une lettre, quelque petite qu'elle
soit, d'une suffisante grosseur.*

« Si, au contraire, il s'agit d'un corps réfracteur ayant le volume de la moitié d'une sphère ou plus grand encore, alors se

rapportant au canon VI, nous voyons que l'angle est plus grand et l'image aussi, mais il leur manque la proximité, car le point où elle se forme est en delà de l'objet, parce que le centre de la sphère est entre l'œil et l'objet ; aussi cet instrument ne vaut pas les fragments sphériques plus petits... Entre tous, un petit morceau de sphère, ayant sa convexité tournée vers l'œil, montre mieux le grossissement de l'image, à cause de la réunion des trois conditions requises pour la raison que j'ai indiquée. »

Dans ses expériences, il est probable que Bacon appuyait directement la loupe sur l'objet, ainsi que nous l'avons indiqué par le pointillé des figures.

Dans le second cas (canon VI, fig. 3 et 4), l'image est réelle et plus difficile à saisir par l'œil ; c'est pourquoi l'auteur préfère l'expérience du canon V. Notons également qu'il recommande l'emploi de verres peu épais.

Dans la *Distinctio ultima*, Bacon montre que des expériences ultérieures ont modifié un peu ses premières vues ; voici ses propres paroles : « Nombreux sont les exemples de vision réfractée ; des canons précédents on peut facilement déduire que les choses grosses peuvent ainsi être vues petites, et *vice versa* ; les choses éloignées nous apparaîtront proches et réciproquement. Car, selon notre vue et les objets, nous pouvons disposer des corps réfracteurs et réfringents, qui dévient les rayons et les réfléchissent dans toute direction voulue et sous un angle donné. Ainsi, nous verrons une chose ou près ou loin ; à une incroyable distance nous lirons de petites lettres ; nous compterons les grains de sable, et cela à cause de la grandeur de l'angle, *car dans ces modes de vision, la distance n'a pas grande importance, si ce n'est accidentellement, c'est la grandeur de l'angle qui fait tout.* »

Il semble découler de ces paroles que Bacon connut l'agencement de verres rappelant les lunettes astronomiques où le télescope.

Dans la théorie de la vision, Bacon, comme Alhazen, admet que l'*humor cristallinus* est le siège de la *virtus visiva*, mais c'est le nerf qui est l'organe percepteur, c'est en lui que la vision s'effectue ; il est l'*ultimum sentiens* et le siège de la *virtus visiva*. L'œil n'est que l'intermédiaire entre l'objet et le nerf optique. Bacon fait ensuite un pas en avant et reconnaît la nécessité d'une lentille dans l'œil pour redresser l'image. Si les rayons de la pyramide visuelle convergent au centre de l'œil, ils doivent après leur rencontre se séparer et ce qui est à droite passera à gauche, ce qui est vu en haut sera vu en bas, et *vice versa*. « La nature ingénieuse a placé devant le centre du vitreus l'humor glacialis ou cristallinus, qui diffère avec l'humor vitreus de centre et de densité, de façon qu'il se produise en lui une réfraction qui écarte les rayons de la pyramide.

« Les rayons visuels arrivant obliques sur la surface du cristallinus humor, et celui-ci étant plus dense que l'humor vitreus, la déviation se fait entre la direction du rayon prolongé M Q X (figure 5) et la perpendiculaire BL élevée sur le point de la réfraction. C'est pourquoi le rayon MQ, arrivé au point Q de la surface de l'humor cristallinus, ne se continue pas selon la droite Q A passant par le centre du vitreus, dont la surface est GDF. Il se réfracte au point Q entre la continuation droite du rayon qui est

Fig. 5.

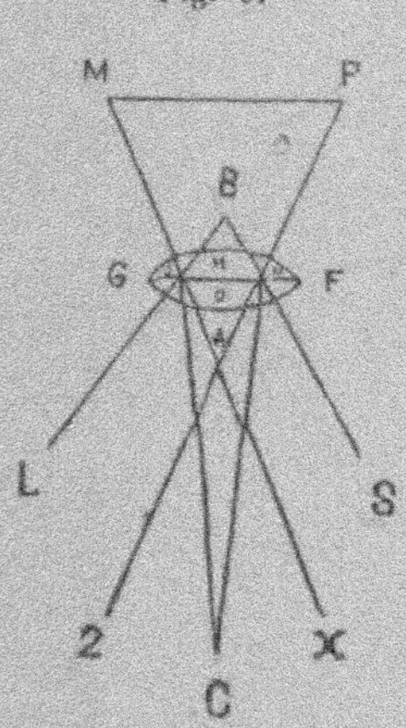

QA et la perpendiculaire BL élevée sur le point Q de l'humor cristallinus. Ainsi, toujours droite, l'image arrive au nerf qui est C. »

Remarquons combien ce théorème de Bacon se rapproche de la théorie qui sera donnée par Képler au commencement du XVII° siècle. Seulement, en traduisant le texte latin, partout où il y avait humor vitreus, j'ai mis humor cristallinus, et réciproquement humor vitreus, partout où il y avait humor cristallinus.

Pour comprendre comment Bacon fait jouer au vitreus le rôle d'une lentille, il faut nous reporter à la structure de l'œil que donnent les auteurs du XIII° siècle. Voici le schéma donné par

Johannes Pithsanus en sa *Perspectiva communis* (figure 6) : on voit
que l'humor vitreus peut parfaitement remplir le rôle d'une lentille, ainsi que le supposait Bacon. En remettant les choses en leur
place, Bacon nous apparaît comme le précurseur de Képler.

Bacon était d'ailleurs un esprit étonnant par la hardiesse de ses
aperçus et de ses idées ; il soulève à chaque instant un coin du

Fig. 6.

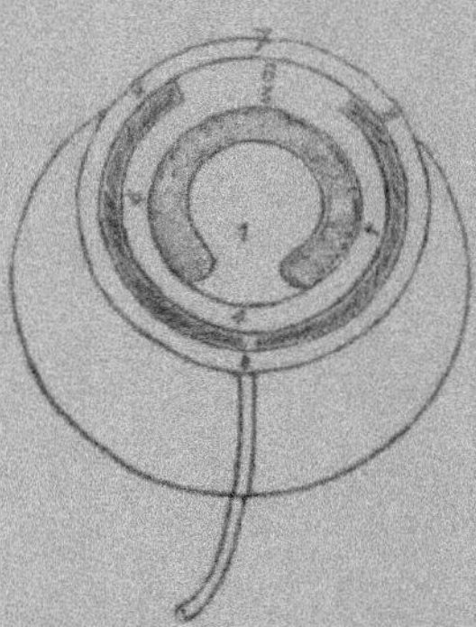

1. Cristallinus, seu glacialis ante-
   rior.
2. Vitreus humor.
3. Tela aranea.
4. Albugineus humor.
5. Uvea.
6. Foramen,
7. Cornea.
8. Consolidativa vel conjonctiva.

voile et entrevoit la vérité, mais il n'ose se dégager complètement
des errements reçus. Malgré l'anathème qu'il a jeté à Aristote et à
ses scholastiques commentateurs (1), il n'ose jeter le manteau usé
des notions héréditaires, et s'il réduit le rôle visuel du cristallin à
rien, il n'en laisse pas moins subsister l'erreur vieille de douze
siècles.

(1) Si haberem potestatem super libros Aristotelis, ego facerem omnes cremari, quia
non est nisi temporis amissio studere in illis, et causa erroris, et multiplicatio igno-
rantiae. *Opus majus.*

CHAPITRE III.

VII. VIII. — L'invention des lunettes.

VII.

Jusques à la fin du XIIIe siècle, les médecins se contentaient d'indiquer contre la presbytie des traitements internes variés ou des collyres. Arnaud de Villeneuve ne connaît qu'un remède contre cet inconvénient de la vieillesse, le fenouil (1) ; Vincent de Beauvais, Pierre d'Abano, pas plus que les oculistes de cette époque, depuis Jésus Halì (Xe siècle) jusques à Alcoatin (1159) et Bienvenu de Jérusalem (commencement du XIIIe siècle), ne conseillent d'autres palliatifs. C'est vers la fin du XIIIe siècle que nous trouvons les lunettes indiquées dans les traités de médecine.

Bernard de Gordon, le premier dans son *Lilium medicinae*, terminé en 1305, mentionne les bésicles. Il dit, parlant d'un collyre : « Il est si efficace qu'il met le vieillard à même de lire de petits caractères sans lunettes (2). »

Guy de Chauliac, dans sa *Grande Chirurgie* (1363), dit de même : « Si ces collyres n'agissent pas, il faudra recourir aux lunettes de verre ou de bérils (3). »

Une citation antérieure a été rapportée, c'est celle de Trotula, disant à la fin de son traité *De Passionibus mulierum* : « La poudre susdite a été ordonnée par maître Gérald, et un vieillard en fit l'expérience : celui-ci, depuis 12 ans déjà, se servait de lunettes de verres (*specillis vitreis*), sans lesquelles il ne pouvait voir même des grosses lettres (4).

---

(1) In minoratione visus quae est accidentibus senectutis, est confortare proprie virtutem cerebri et frequenter uti semine foeniculi. (Arnauld de Villeneuve, *De conservatione juventutis et retardatione senectutis.*)

(2) Est tanta virtutis quod decripitum faceret legere litteras minutas sine ocularibus. *Lilium medicinae*, de passionibus oculorum III, de debilitate, corruptione et ablatione visus. Paris, 1542, in-8°.

(3) Et si ista non valent, ad oculorios vitri aut berillorum est recurrendum. *Chirurgia magna*, tractatus vi de aegritudinibus oculi, ex quibus provenit debilitatio et nocumentum in visu. Venise, 1553, in-folio.

(4) Pulvis praedictus ordinatus est per magistrum Geraldum, cujus probam senex expertus est : qui annis duodecim usus fuit specillis vitreis, ita quod grossas litteras

Le *Liber de passionibus mulierum* fut longtemps attribué à Éros, médecin de Julie, fille d'Auguste. Gruner, en 1773, n'eut pas de peine à démontrer que cet ouvrage appartenait à une période bien postérieure ; il y voit l'œuvre de quelque médecin chrétien de Salerne. Sprengel fait vivre ce praticien au XII° siècle. Entre le XI° et le XII° siècle, l'école de Salerne produisit une femme célèbre comme médecin et qui avait beaucoup écrit. La citation de Rutebeuf, trouvère du XIII° siècle, prouve que sa réputation était encore grande à cette époque. Dans le *dit de la herberie*, qui est le boniment d'un vendeur d'herbes médicinales, le charlatan s'exprime ainsi : « Belles gens, sachez que je ne suis point un de ces pauvres herbiers, qui vont par devant les églises avec de pauvres chapes mal cousues, qui portent des boîtes et des sachets et étendent un tapis.... Je suis à une dame qui a nom madame Trote, de Salerne, qui fait un couvre-chef de ses oreilles, et les sourcils lui pendent avec des chaînes d'argent par dessus les épaules, et sachez que c'est la plus sage dame qui soit dans les quatre parties du monde. Elle nous envoie en divers pays... pour occire les bêtes sauvages et pour en tirer les onguents... » Daremberg, comme Gruberg, ne croit pas que le *Liber de passionibus mulierum* soit de cette madame Trote ou Trotulo. Malgaigne et de Renzi le rattachent à quelque médecin salernitain du XI° siècle.

La Bibliothèque nationale de Paris possède deux manuscrits du *Liber de passionibus mulierum*. A défaut d'autres plus anciens, ce sont eux que nous avons consultés : l'un date de la fin du XIII° siècle (n° 7056), l'autre du XIV° (n° 6974) (1). Dans aucun de ces

---

videre non poterat : sed postquam usus est hoc ipso pulvere, sola una quadragesima liberatus est, in tantum quod toto tempore vitae suae vidit, et legit litteras minutissimas. (Trotula, *Liber de passionibus mulierum*, caput 63 : pulvis ad conservationem visus. Lugduni, 1572.)

(1) Le premier débute ainsi : « Incipit summa quae dicitur Trotula. Cum auctor universitatis Deus, in prima mundi origine.... » (fol. 77*a*), se termine (au fol. 84*b*) par ces mots : « ... Ad manus dealbandas et lenificandas affodeli coquent in aqua usque ad consumptionem aque et bene movendo tartarum admisce et postea duo ova. » Vient ensuite un second traité de Trotula : « Alius tractatus, qui dicitur minor Trotula », commençant par ces mots : « Ut ait Ypocras in libro, quoniam de pronosticorum scientia comparuit... », et se terminant (au fol. 86*b*) par ces mots : « ... Faciem suam aspergat et sic bene ornata ad virum accedat. Et haec de ornatu mulierum dicta sufficiant. »

Le manuscrit du XIV° siècle débute ainsi (fol. 96*b*) : « Incipit liber de passionibus mulierum secundum Trotulam. Cum Deus in prima mundi constitutione... », et se termine au fol. 137*b* (une erreur de reliure l'ayant coupé en deux) par ces mots : « ... Ad idem et pilos tolendos : R. calcis vive, permisce ad solem aquam mittendo coletur et desicetur et cum dyaltea et butyro misceatur et inde de nocte ungatur, custodiat tamen inde oculos et mane lavet cum aqua tepida. »

Ces manuscrits peuvent n'avoir pas grande valeur au point de vue médical, ils n'en

manuscrits nous n'avons trouvé mention de la poudre de maître Gérald, qui fait lire sans lunettes C'est donc une adjonction d'un copiste du XV⁰ siècle ou de l'éditeur du XVI⁰.

Les lunettes apparaissent dans les actes publics à peu près en même temps que dans les œuvres médicales. Dans les archives de l'ancienne abbaye de Saint-Bavon-lez-Gand, on trouve qu'en 1282, Nicolas Bullet, prêtre, s'aida de lunettes pour signer un compromis réglant un différent survenu entre l'abbaye et les habitants de la paroisse de Saint-Christ (1).

Redi nous a conservé quelques autres témoignages historiques. Dans un discours prononcé par le Frère Giordano da Rivalto, le 23 février de l'an 1305, Redi a relevé les paroles suivantes : « Il n'y pas encore 20 ans qu'on a découvert l'art de faire des lunettes (2). »

Redi possédait un manuscrit écrit en l'an 1299, où se trouvait cette phrase : « Je suis tellement accablé par l'âge que je ne puis lire ni écrire sans des verres nommés lunettes (*okiali*), nouvellement trouvés pour la commodité des pauvres vieillards dont la vue s'affaiblit. »

Ces différents témoignages concordent tous et nous pouvons admettre que l'usage des lunettes date des vingt dernières années du XIIIᵉ siècle.

présentent pas moins un certain intérêt. Le *Trotula minor* contient d'excellents principes d'hygiène et de propreté à l'usage de la femme, des détails sur les soins intimes que réclament ses organes sexuels : « Quando mulier cum aliquo it dormitum abluat pudenda interius, immissis digitis involutis lana siccida... deinde diligenter abstergat cum panno aliquo mundissimo intus et exterius ; debet et tunc stringere crura, ut tota humiditas ab interioribus defluat, deinde panno intromisso fortiter comprimenda dessiccet ; tunc pulverem (quam diximus) in ore accipiat et masticet et manus et pectus fricet et mamillas ; pectinem, pudibunda et omnia assinia et faciem aqua rosarum aspergat et sic bene ornata ad virum accedat. » Ceci nous montre que les femmes au moyen âge prenaient un soin particulier de leur corps. La saleté apparaît avec la civilisation. C'est à partir de la Renaissance qu'on cesse de se laver. Sous le grand roi, les femmes se parfument bien les cuisses, mais n'ont garde de jamais les laver.

(1) Caesemaker, *Notice historique sur les lunettes et les verres optiques*. Gand, 1845.

(2) « Onde in Parigi hae grand arti d'intagliare et segare le pietre preziose, che n'e la grand arte ; e così per lo mondo n'ha molte di quelle que non sapeti. E non pero sono trovate tutte, ed ognendi se ne pottrebe trovare una nuova e sempre se ne trova delle nuove. *Non e ancora vente anni che si trovo l'arte di fare gli occhiali*, che fanno vedere bene, ch'e una delle migliori arti, et delle piu necessarie... *Io vidi colui che primo la trove, e fece, e favellaigli.* »

Le bienheureux Giordano da Rivalto était *lettore de' Fratti* à Florence. Ce sermon fut prononcé le 23 février 1305, *sulla Piazza di S. Maria novella*. (Redi, *loc. cit.*)

VIII.

Quel a été l'inventeur des lunettes? Il sera plus difficile de répondre à cette question, étudiée d'abord par Redi, plus tard par Manni et Manzini.

Redi, dans une vieille chronique latine du couvent des Dominicains de Sainte-Catherine de Pise, a trouvé, consignée en ces termes, la mort de Frère Alexandre Spina, en 1313 :

« Frère Alexandre Spina, homme modeste et bon, avait le talent de reproduire tout ce qu'il voyait ou tout ce qu'on lui décrivait. Il fit lui-même des lunettes, dont l'inventeur ne voulait pas enseigner la fabrication, et communiqua de bon cœur ses procédés (1). »

Dans le même passage où il nous fixe la date de l'invention des lunettes, le Frère Giordano ajoute : « J'ai vu celui qui le premier découvrit et fabriqua des lunettes et m'entretins avec lui. »

En 1684, Léopold Miglhore, dans sa *Florence illustrée* (1), rap-

(1) Circa lo inventore degli occhiali da naso, qui appresso le scrivero le parole precise della Cronica manuscritta del convento di S. Caterina di Pisa : « Frater Alexandrus de Spina manibus suis quicquid voluisset operabatur, ac charitate victus aliis communicabat, unde cum tempore illo, quidam, vitrea specilla, quae ocularia vulgus appelat, primus adinvenisset, pulchro sane, utili, ac novo invento, neminique vellet artem ipsam conficiendi communicare, hic bonus vir et artifex illis visis, statim nullo docente, dedicit, et alios qui scire voluerunt, docuit. Cauebat modulate, scribebat eleganter, et descriptos libros quos minia appelant, ornabat. Nullam prorsum manualium artium ignoravit.

L'autore di questa sudetta Cronica fu Fra Domenico da Peccioli, Pisano, dell' ordine di San Domenico. Il sudetto Frate Alexandro Spina morì l'anno 1313, allo stile pisano, et 1312, stile romano.

Questa Cronica e scritta in un libro in foglio ma piccolo, di carta ordinaria, ma grossa, et carratere assai buono per quei tempi.

In margine di aquella carta, nella quale Fra Domenico da Peccioli fa menzione della morte di frate Alexandro Spina, vison dispinti un parto d'occhiali : ma si conosce che è fattura piu moderna (*Letere di F. Redi*, tome IV, édition de 1724, citée d'après Manni.)

(2) V' era un' altra memoria, ch' ando male nella restaurazione di quella chiesa (S. Maria Maggiore di Firenze), registrata pero fedelmente nel nostro sepoltario antico, tanto piu cara, quanto per mezzo di essa venimmo consapevoli del primo inventore degle occhiali, essere stato un gentiluomo di questa patria, cosi altamente illustratra d'ingegno in ogni materia, che ne richieda accutezza : Questo fu Messer Salvino degli Armate, figliolo d'Armati, di nobile stirpe, da cui continuata ancor oggi a chiamarsi il Chiasso degli Armati quella viuzze stretta, che tale e il significato di Chiasso situata dietro al Centaure. Vedeasi la figura di quest'uomo distesa su un lastrone in abito civile, e con lettere attorno, che dicevan cosi :

† QVI DIACE SALVINO DARMATO
DEGL ARMATI DI FIR. INVENTOR
DEGL OCHIALI. DIO GLI PERDONI
LA PECCATA. ANNO. D. MCCCXVII.
(Cité d'après Manni.)

porte avoir relevé l'inscription suivante sur une dalle de l'église de Santa Maria Maggiore : *Ci gît Salvino d'Armati, de Florence, inventeur des lunettes. Dieu lui pardonne ses péchés. L'an de Dieu 1317.*» Manni en déduit que l'inventeur, dont les frères Giordano et Spina taisent le nom, serait Salvino d'Armati.

Une seconde version attribue à Bacon l'invention des lunettes. Caesemaeker concilie avec cette manière de voir les témoignages historiques rapportées plus haut : Bacon était l'intime ami d'Henry Goethals, le docteur solennel ; il l'aurait fait bénéficier le premier de son invention. En 1285, Goethals est député en Italie par les frères de son ordre pour présenter une supplique au pape. Arrivé en Toscane, il apprend la mort de Martin IV et est obligé pour remplir sa mission d'attendre l'élection de son successeur. Goethals séjourne alors à Pise chez son compatriote et ami, le prieur des Dominicains. Là, le frère Spina voit les lunettes de Goethals et les imite, car, l'eût-il voulu, Goethals ne pouvait lui livrer le secret d'une fabrication qu'il ignorait lui-même.

D'autre part, à cette époque, Bacon expiait en prison les crimes de son génie, et son nom était un mauvais patronage, surtout en Italie. Aussi dut-il le taire soigneusement. Voilà pourquoi frère Giordano et frère Spina, quoiqu'ayant vu et connu celui qui le premier porta des lunettes, ne peuvent donner le nom de l'inventeur.

Je suis amené à me ranger à cette opinion, en partant d'un point de vue tout différent : de l'étude de l'état de l'optique à cette époque. Bacon a fait des expériences de physique nombreuses et coûteuses ; nous savons qu'il a dépensé pour cela la somme énorme de 20,000 livres. Il est le seul qui ait étudié les verres plan concaves et plan convexes. Il indique, à la suite de ses expériences, l'emploi de ceux-ci sous forme de loupe, pour remédier aux inconvénients de la vieillesse, à la presbytie. Plus tard, l'âge arrivant, quand Bacon ne put plus lire, il dut se rappeler ses expériences d'antan et user de la loupe. De la loupe volumineuse, tenue à la main ou placée sur l'objet, à des loupes plus légères placées sous les yeux et fixées par une monture soit au nez, soit à la barrette, comme l'indiquent les vieux auteurs, il n'y avait qu'un pas. Bacon insiste sur ce fait qu'on observe mieux les effets qu'il décrit avec de petits segments de sphère, des loupes faibles, qu'avec des instruments comprenant la moitié ou plus d'une sphère. Il avait donc entre les mains des verres plan convexes, aptes à corriger sa presbytie, et il s'en servit.

Et, en dehors de lui, qui est-ce qui avait des notions d'optique ? Il se plaint amèrement de l'ignorance de ses contemporains dans toutes ces questions : « Ce qu'il nous faudrait, ce seraient des gens qui entendissent l'optique. » La *Perspectiva* et l'*Oculus moralis* de Johannes Pithsanus nous donnent une idée de ce qu'était la science de ceux qui, en dehors de Bacon, pouvaient prétendre à enseigner l'optique.

Enfin, je ne puis me résoudre à voir une simple coïncidence dans ce fait que l'époque à laquelle apparaissent les lunettes correspond à la vieillesse de Bacon (1214-1294).

Mais Bacon a déjà beaucoup souffert de l'envieuse et ignorante méchanceté des hommes : « Je me repens de m'être donné tant de peine dans l'intérêt de la science, la vérité importune tout esprit ignorant, *et malus semper ignorans.* » Il a vu, par ordre de ses supérieurs, ses livres enchaînés aux tablettes de la bibliothèque d'Oxford jusqu'à ce qu'ils tombent mangés par les vers : il ne devait plus avoir grande envie de répandre ses découvertes. Ses démêlés avec le Saint-Siège l'ont rendu suspect, son nom est un mauvais patronage, et si son intention survit, son nom est tu et tombe dans l'oubli.

En Salvino d'Armati, je ne vois qu'un verrier qui perfectionna la fabrication des lunettes, ou un gentilhomme qui en vulgarisa l'emploi. A son épitaphe, je n'attache pas plus de valeur qu'à l'enseigne de l'opticien de Venise, nous donnant saint Jérôme comme l'inventeur des lunettes.

CHAPITRE IV.

IX.

Les lunettes sont devenues d'un usage courant vers le milieu du XIVe siècle. C'est à partir de cette époque, nous dit de Laborde (1), que les personnages de l'Ancien Testament apparaissent dans les peintures, les sculptures et les vitraux, armés de bésicles.

Celles-ci sont mentionnées dans les actes publics, inventaires, testaments.

En 1372, le compte du testament de la reine Jeanne d'Évreux porte : « Pour un *vericle* encerné en manière de lunettes, prisé XX francs. »

L'inventaire de Charles V, en 1379, mentionne « deux bericles, dont un a le manche de bois, et un bericle ront, plat, environné de corne noire »; l'inventaire du duc de Bourgogne, en 1400 : « Ung bezicle en une queue d'or. » Les pièces relatives au règne de Charles V citent « un besicle ront, plat, enhanté en une queue d'or ». L'étui à béricle est mentionné dans les comptes des ducs de Bourgogne de 1454 : « Un estuy de lunectes pour monseigneur le Duc. » Entre les mains de saint François de Paule, les bésicles opèrent des cures miraculeuses. L'hagiographe de ce saint (1436-1507) raconte le fait merveilleux suivant : « Le P. Angelus avait perdu la vue. François de Paule lui envoya de France des lunettes : dès qu'il les eut mises, il recouvra instantanément l'usage de ses yeux (2). »

Les lunettes se prêtaient comme une chose précieuse, et nous voyons dans la vie de saint Antoine, mort en 1459, cité ce trait

---

(1) *Notice sur les émaux du Louvre.* Paris, 1853, I, 2e partie, articles Béricles et Béril.

(2) Cum D. Angelus visu oculorum privatus esset, habuit par oculariorum, quae fuerant missa e Gallia manu B. Francisci ; quamprimum autem illa sibi apposuit, illico pristinam recuperavit sanitatem. (*Acta S. Francisci de Paula*, t. I, p. 174, cité par Ducange.)

suivant de sa charité : « Quandoque linteamina et alia ustensilia familiae suae, quandoque sua ocularia praestabat (1). »

La forme la plus usitée aurait été le pince-nez : c'est du moins celle que nous trouvons toujours reproduite dans les œuvres des peintres. Dans le tableau de Jean de Bruges, représentant la Vierge, saint Georges et saint Donat (tableau qui daterait de 1423), les bésicles déposées sur le livre d'un des sujets sont en forme de pince-nez. C'est la même forme que nous retrouvons dans la sculpture du XVe siècle de la planche III.

On les portait suspendues au cou ou b'en dans sa poche, et quelquefois dans la reliure du livre d'heures : « Forgé une platine d'argent doré, pour mettre ez ées du livre du duc, pour mettre ses lunettes, afin qu'elles ne fussent point cassées » (Archives de Dijon, 1403.)

Il y avait aussi des bésicles qui s'attachaient au chapeau, aux oreilles, à l'aide de fils métalliques ou de lanières de cuir. Sur un livre de chœur du couvent de Saint-Marc de Florence, est une miniature du XVe siècle, qui montre un frère avec des lunettes ayant cette attache postérieure (Manni).

La forme loupe était également employée, ainsi qu'en témoignent les comptes du duc de Bourgogne de 1454 : « Une garniture en façon d'un cercle ront, à garnir une pièce de béricle à lire sur un livre. »

Les lunettes sont indifféremment appelées en français : *vericle, bericle, bezigue, bésicle, lunectes, lunettes* ; en latin, *ocularium* (2) ou *ocularius* ou *oculare, spicillum, specillum* (3), *perspicilium* ou *perspicil!um, conspicillum* ou *conspicilium ; occhiali di naso*, en italien ; *antoio (ante oculos)*, en espagnol.

Les lunettes du XIIIe siècle étaient en bois, en corne, en fer, en argent ou en or. Celles montées en or ou en argent étaient quelquefois richement ciselées : tel le bésicle de Marguerite d'Autriche, « garni le manche d'argent et en dessous dudict manche ung petit lion douré, pour lyre sur ung livre. »

---

(1) Ducange, *Ocularia*.

(2) Le mot *ocularium* avait été employé antérieurement pour désigner les ouvertures des casques « per quas occurentia, tecta tota facie, videre possunt ». Manni cite également ces vers de la *Philippide* du poète Guillaume le Breton (mort après 1226) :

> . . . . *Fenestras*
> *Per galeae medias, quibus est ocularia nomen,*
> *Per quas admittit ocularis pupula lumen.*

(3) *Specillum* a eu d'autres significations ; dans les traités de médecine anciens, il signifie plumasseau, pinceau, ou désigne un petit instrument, espèce de curette avec laquelle les oculistes introduisaient leurs collyres dans l'œil.

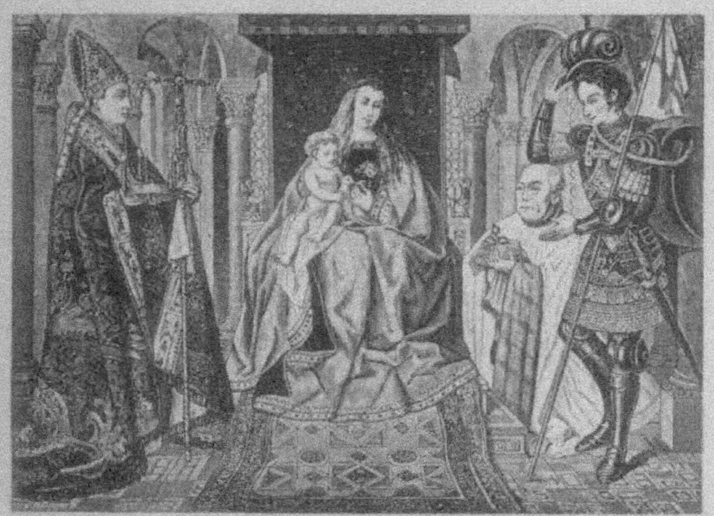

SAINT GEORGES, LA VIERGE & SAINT DONAT
PAR JEAN DE BRUGES (1390-1440) MUSÉE D'ANVERS

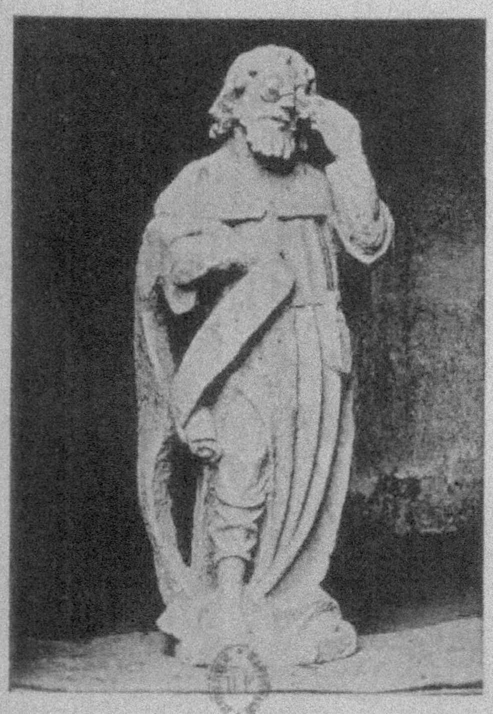

STATUE DU XVᵉ SIÈCLE
MUSÉE DE VIENNE (ISÈRE)

Les étuis étaient aussi plus ou moins ornementés selon la fortune d un chacun ; le duc de Bourgogne possédait « ung estuy à œillez d'argent niellé, escript dessus : Y me tarde, garni de bericles » (Compte de 1420). Les étuis précieux se faisaient en argent, en ébène incrusté ; les étuis communs étaient en cuir ou en maroquin, en corne ou en papier.

X.

D'où vient le mot béricle ou bésicle ?

Ce nom vient évidemment du mot béryl. Le béryl était le nom donné par les anciens aux variétés d'émeraudes non colorées. Parmi les silicates albumineux les béryls de France, de l'île d'Elbe en particulier, sont les plus blancs et incolores. Les anciens savaient déjà travailler et tailler le béryl au burin. Plus facile à polir que le verre, ne présentant pas l'inconvénient de la double réfraction du cristal de roche, il dut, au début, alors que les lunettes étaient encore des objets de luxe et de prix, être préféré comme matière première pour la taille de verres : c'est ce que d'ailleurs nous indique nettement les actes publics :

« Une douzaine de lunectes de bericle fines avec deux estuys » (1454. Inventaire des ducs de Bourgogne) — « Des lunectes d'or garnies de bericles » (1433, Chambre des comptes de Nantes). — « Pour dix paires de lunettes apportées à deux fois audit seigneur Roy audit lieu de Bar, dont y en avoit trois paires de cristal et les autres de beril » (1502, Compte des ducs de Lorraine).

Guy de Chauliac le constate dans les mêmes termes, quand il nous dit : *Recurrendum est ad ocularios vitri aut berillorum.*

Enfin, Tortelli raconte qu'on taillait les disques de lunettes soit dans le verre, soit dans le cristal, soit dans le béryl : *Illud autem in artem nullam cadit, fecisse duos orbes e tenui vitro, crystallove aut beryllo, per quos infirmior visus, si credibile est, viderit, quos ocularia nominant* (1). »

XI.

Les lunettes apparaissent dans les actes publics en même temps que dans les œuvres des littérateurs.

Pétrarque nous raconte qu'il avait toujours eu bonne vue, et

(1) Tortelli Giov., *De orthographia*. Venise, 1471, in-fol. et 1504 (cité par Ducange, *Ocularia*).

que, contre toute espérance, elle se maintint telle jusques vers l'âge de 60 ans ; mais, à ce moment (c'est-à-dire en 1364), la vue commença à lui faire défaut et il dut avoir recours aux lunettes (1).

François Villon, dans son Testament composé en 1461, lègue ironiquement ses grandes lunettes aux Quinze-Vingts, afin qu'ils puissent mettre à part, dans le cimetière des Innocents, les gens de bien d'avec les déshonnètes :

> « Item, je donne aux Quinze-Vingts,
>
> . . . .
>
> Sans les estuis mes grans lunettes,
> Pour mettre à part, aux Innocens,
> Les gens de bien des deshonnestes. »

L'avocat Pathelin (2) a une paire de lunettes dans son sac à escripture :

> « Ne m'estes-vous pas allé querre
> Le sac ou sont mes escriptures ?
> . . . . A toutes adventures
> Apportez avec mes lunettes,
> Et gardez qu'elles soient nettes. »

Jean Meschinot publie, en 1493, un recueil de poésies intitulé : *Les lunettes des princes* (3).

Terminons ce chapitre par la ballade de Charles d'Orléans (1391-1463) sur les lunettes :

> « Par les fenestres de mes yeux,
> Ou temps passé, quand regardoye,
> Advis m'étoit, ainsi m'aid Dieux,
> Que de trop plus belles veoye
> Qu'à present ne fais ; mais j'estoye
> Ravy en plaisir et lyesse
> Es mains de madame Jeunesse.
>
> « Or, maintenant que deviens vieulx,
> Quand je lis ou livre de joye,
> Les lunettes prens pour le mieulx,
> Par quoy la lettre me grossoye,
> Et n'y voy ce que je soloye :
> Pas n'avoye ceste foiblesse,
> Es mains de madame Jeunesse.
>
> « Jeunes gens, vous deviendrez tieulx,
> Se vivez, et suivrez ma voye. »

(1) Corpus juveni, non magnarum virium sed multae dexteritatis obtigerat forma non glorior excellenti, sed quae placere viridioribus annis posset : colore vivido inter candidum et subnigrum ; vivacibus oculis et visu per longum tempus acerrimo, qui praeter spem, supra sexagesimum aetatis annum me destituit, ut indignanti mihi ad ocularium confugiendum esset auxilium.

Il célèbre leur invention dans un autre passage : « Quae humanae conditionis infamiae ascribuntur, variarum nonne artium ac multiplici remediorum supplentur auxilio ?.... Homo amissis artubus pedes ligneos, manus ferreas, nasos coerens fabricari didicit.... gustum torpentem saporibus excitat, *visum languidum ocularibus refovet.* » *De remediis utriusque fortunae,* liber II, cap. xciii, éd. de 1554, in-folio, Bâle, p. 212.

(2) *Le testament de Pathelin,* farce composée vers 1480.

(3) Nantes, petit in-4° gothique avec figures sur bois : la bibliothèque de la Faculté de médecine de Montpellier possède un manuscrit des œuvres de Meschinot.

CHAPITRE V.

XII.

Les premières bésicles portaient des verres convexes, ainsi qu'il ressort de cette phrase qu'écrivait le florentin Vanni del Busca (1), en 1299 : « Cette découverte récente est utile, surtout aux vieillards qui ont la vue fatiguée. » Dans la gravure du marchand de lunettes (planche I), nous ne voyons cet instrument que chez des vieillards.

A quelle époque furent connus les verres de myopes ? Nous ne les trouvons mentionnés que vers la fin du XV⁵ siècle.

Le pape Léon X (1475-1521) était myope. Grand amateur de chasse, il se servait dans ces occasions d'un verre concave qui augmentait sa puissance visuelle, au point de lui faire distinguer les objets les plus éloignés mieux que tous autres (2). Ajoutons qu'au témoignage de Luc Gauric, « il voyoit sy bien en l'air haut eslevez les esperviers, veautours et aigles avec des lunettes, mais encore il lisoit la lettre auprès du nez. »

Leur usage était moins répandu que celui des verres convexes, et les auteurs du XV⁵ siècle, tel Alexandre Benedictus (contemporain cependant du pape Léon X), s'ils connaissaient le moyen de pallier aux inconvénients de la presbytie, déclarent la myopie incurable (3).

---

(1) Cité par Manni.

(2) Admoto autem crystallo concavo, oculorum aciem in venationibus et aucupiis adeo late extendere solitus, ut non modo spatiis et finibus sed etiam ipsa dicernendi facultate cunctos anteiret. » Roscae, *Vie de Léon X.* Paris, 1808.

(3) Seniores quibus spiritus tenebrosior aetate redditus est, plurimum luminis exquirunt, literas ob id ab oculis submovent cum legunt, et specillis evidentius cernunt... at acie oculorum praevalentes hujusmodi specillis laeduntur. (Liber II, cap. xxvii, *De oculorum caligine.*)

Eadem ratio specillorum usum posterioribus saeculis adinvenit, quorum quo crassiora vitia sunt, eo majorum visibilium objecta repraesentantur. (Liber II, cap. xxxii, *De Mydriasi.*)

Alexandri Benedicti, Veronensis, *Omnium a vertice ad calcem morborum signa, causae et remediorum compositiones.* Basileae, 1539, in-8°.

Ce n'est que vers le XVIe siècle que les ouvrages médicaux font mention des verres de myopes : « Je suis *lusciosus* et myope, écrit Gesner à son confrère Placomius ; aussi, pour voir les objets un peu éloignés, je me sers de ce genre de verres de lunettes qui, condensant le spiritus, font voir les choses plus petites (1). »

Plater, vers la même époque, connaît les verres de presbytes et de myopes : « *Ob tenuitatem vel crassitiem humoris cristallini* », il peut arriver qu'on ne distingue plus les objets de proche, comme le vieillard, ou *inversement*. Et, ajoute-t-il, ce défaut qui réside dans le cristallin, qui est la lunette de l'œil, peut être corrigé par l'emploi de lunettes (2).

Au XVIIe siècle, les verres de myopes étaient d'un usage courant.

XIII.

L'usage des lunettes se généralisant, les ouvrages médicaux durent les mentionner et essayer surtout d'expliquer leurs effets sur la vue.

La plupart des médecins admettaient dans toute sa pureté la théorie de la vision de Galien.

« Le cristallin, nous dit du Laurens, est le principal instrument de la veüe, l'âme de l'œil, *la lunette intérieure.* » Cette lunette intérieure est l'organe essentiel de l'œil : « C'est en ce cristallin que se fait la rencontre des deux lumières, de l'extérieure et de l'intérieure. » Toutes les autres parties de l'œil sont sous sa dépendance : « La cornée lui sert de vitre, la prunelle de fenestre, l'uvée de jardin pour s'esgayer quand il est trop lassé, l'aranée de plomb pour retenir ses espèces... l'humeur vitrée de cuisinier lui préparant et blanchissant sa viande, le nerf optique de courrier ordinaire lui portant du cerveau commandement et puissance de voir... les muscles sont ses chevaux qui le promènent partout où il luy plaist (3). »

(1) Sum enim lusciosus et μυωψ ; itaque ut longinquiora paulo videam, conspicillorum genere utor, quo spiritus colliguntur, et res minutiores appareant. Tu an ullo et quali eorum genere juveris scire velim. (*Epistola Placomio medico,* 27 mars 1557, p. 136

(2) Quod vitium in crystallino humore, quem oculi perspicillum esse alibi docui, accideret, perspicillorum aliorum opera rursum corrigi emendarique ob eam causam potest.

(3) *Discours de la conservation de la veue,* par André du Laurens, professeur à l'Université de Montpellier. Rouen, 1600, un vol. in-12 de 276 p.

La théorie du *spiritus visorius* gênait fort les Galénistes pour expliquer l'effet des lentilles dans la presbytie et la myopie. Mercurialis avoue que c'est le problème le plus ardu qu'il ait eu à se poser : il admet que le spiritus visorius subit en passant à travers les verres une transformation ou un affaiblissement (*meationem aut extenuationem*). Il constate le phénomène, mais il ne se l'explique pas bien : « Nam statuo quod ubi vitia videndi corriguntur beneficio eorum instrumentorum, quae ocularia vocantur, fieri necessario a spiritibus. » Avec bonhomie, il ajoute que si ces explications manquent de clarté, il faut s'en prendre non à lui, mais aux anciens qui n'ont rien écrit sur les lunettes (1).

Septalius n'est pas plus heureux dans ses explications : « Les myopes se servent de verres concaves qui réunissent encore les *spiritus visibiles* ou la vision elle même ; la vision étant ainsi fortifiée, les esprits rassemblés et unis, les myopes peuvent voir des choses éloignées…. Les esprits étant rassemblés dans un petit espace, l'angle formé sur l'objet est petit, ce qui augmente le pouvoir visuel du *spiritus visivus*, comme nous l'observons tous les jours dans les miroirs et les lunettes concaves (2). »

Porta avoue sincèrement qu'on n'était pas encore de son temps arrivé à expliquer l'effet des lunettes sur la vision (3).

La théorie des *optici* se prêtait cependant à une explication bien meilleure. La voici telle qu'elle est donnée sous une forme éloquente par Fabrice d'Acquapendente :

« Les lunettes, ou κατοπτρα, ainsi que les Grecs les nomment, produisent un double effet : elles rendent visibles des choses qui ne l'étaient pas et les font voir plus nettes et agrandies. Cela vient de ce que d'abord la lumière de l'air, qui est un milieu moins dense, pénètre dans le verre qui est un milieu plus dense, et ensuite

---

(1) Et quamquam hoc problema sit perarduum, eo quod neque medici, neque philophi veteres, neque alii scriptores quicquam de perspicillis traderunt, neque usum eorum cognoverunt….. Cum igitur nihil habeatur traditum de perspicillis, ero excusatione dignus, si in reddendis causis non ita satisfaciam. (Mercurialis, *Medica practica*. Lugduni, 1617, in-4ª : *De affectibus capitis*, liber 1, p. 162.)

(2) Myopes si concavis utantur vitris ocularibus, quae aut spiritus visibiles, aut visio ipsa in conum uniatur, validior facta, spiritibus unitis nec dissipatis, etiam longinqua videre et discernere posse…. Spiritibus enim in augustum contractis, angulus constituitur super rem visam parvus, quo visivus spiritus unitus fortiorem reddit actionem, ut in cavis speculis et perspicillis concavis quotidie observamus. (Septalii, *In Aristotelis problemata commentaria*. Hanovrie, 1602, in-folio.)

(3) Sunt enim lentes concavae et convexae : eidem sunt et specillorum effectus, qui maxime ad humanae vitae usum sunt necessarii, quorum adhuc nemo neque effectus, neque rationes attulit. (*Magia naturalis*, lib. XVIII, cap. x, 1589.)

repasse dans l'air qui est un milieu moins dense, puis traverse la cornée, milieu plus dense ; de là, dans l'humeur aqueuse, milieu moins dense, et enfin dans le cristallin, milieu plus dense. Je vois sur le visage de plusieurs d'entre vous se peindre l'étonnement en m'entendant admettre dans l'œil une telle quantité de réfractions : une pour la cornée, une pour l'humeur aqueuse, une pour le cristallin et la quatrième pour le vitré, réfractions qui, comme vous le voyez, procèdent alternativement d'un milieu moins dense dans un milieu plus dense. Que votre étonnement tombe devant l'exemple des lunettes qui rendent à l'œil du vieillard sa jeunesse, en augmentant les réfractions que subit la lumière. Car les lunettes, avons-nous dit, ajoutent deux réfractions extra oculaires, ce qui, avec les quatre réfractions intra oculaires, nous donne un total de six réfractions, savoir : de l'air dans les lunettes, de celles-ci dans l'air, de l'air dans la cornée, de la cornée dans l'humeur aqueuse, de l'humeur aqueuse dans le cristallin, et enfin du cristallin dans le vitré. En sorte que l'art paraît ici supérieur à la nature, puisque ce que la nature ne peut faire il le fait, rendant aux vieillards l'intégrité de leur force visuelle, et à l'aide des lunettes ajoutant deux réfractions, leur permet d'y voir comme lorsqu'ils étaient jeunes. Si on nous reproche de dire que l'art, émané de l'ingéniosité de l'esprit humain, dépasse la nature, manifestation de la sagesse divine, nous répondrons qu'il est vrai qu'en ce cas l'art est supérieur à la nature, mais qu'il ne veut nullement entrer en lutte avec la sagesse divine. En effet, de la première jeunesse à la vieillesse, la nature est supérieure à l'art, puisque si l'on met les lunettes à un jeune homme elles le gênent et lui troublent la vision. Mais, à mesure que diminue la force naturelle, se fait sentir le besoin de l'art, dont le point de départ est d'ailleurs dans la nature et qui a conduit les hommes à l'invention des lunettes (1). »

(1) Ocularia specilla, sive κάτοπτρα, ut Graeci locuntur, duo potissimum praestant. Visibilia enim quae obscure videntur et clariora et majora faciunt, quod evenit quia primum lux ab aere, quod est rarius diaphanum, intrat in ocularia specilla, quae sunt crassiori diaphano, et inde in aerem rursus pervenit rarius diaphanum, a quo in corneam densius, et a cornea deinde in rarius, videlicet humorem aqueum, et ab hac tandem in densius diaphanum, humorem crystallinum. Video plerosque vestrum mirari quod in oculo multam veluti turbam refractionum ponam, videlicet unam in cornea, alteram in humore aqueo, tertiam in crytallino et quartam adhuc in humore vitreo, quae, ut videtis, ex tenuiori diaphano in crassius alternatim procedunt. At cesset omnis admiratio exemplo specillorum ocularium, in quibus ars naturam superat, cum oculus senis reddatur juvenis non alia ratione, quam ad huc hic multo plures, ponendo lucis refractiones ; nam specula ocularia duas alias, ut diximus, refractiones

Une remarque sur ce passage de Fabrice : les Grecs ne connu-
rent jamais les lunettes. Les eussent-ils connues, ils les auraient
appelées δίοπτρα et non κάτοπτρα.

Notons encore que les verres de myopes ne sont pas très répan-
dus au XVIᵉ siècle, car Fabrice paraît les ignorer. On a prétendu
que les myopes anciennement étaient assez rares ; ce n'est qu'après
la découverte de l'imprimerie et la vulgarisation de l'impression
que leur nombre aurait augmenté : la myopie (qui est une maladie
de l'œil) serait un bienfait de la civilisation et le produit de l'éducation moderne.

addunt, ita ut iis quatuor, quae fiunt in oculis naturaliter adjunctis, sex in totum
refractiones conantur, videlicet ab aere ad specilla, ab his ad aerem, rursus ab aere
ad corneam, a cornea deinde ad humorum aqueum, mox ab aqueo ad crystallinum
tandem vero a crystallino ad vitreum. Quo fit, ut ars naturam superare videatur, quia
quod ipsa natura non potest efficere, ars praestat, vim oculorum in senibus diminutam
ita restaurando, ut specillorum ocularium beneficio, binis adjunctis refractionibus, ipsi
perinde videant atque dum erant juvenes. Quod si quis te objurget quod artem ab
hominibus inventam superare naturam dicas, quae a summa Dei sapientia dimanavit,
respondeas, et verum esse quod ars superat naturam, et etiam verissimum esse artem
cum divina sapientia nullam habere proportionem. Nam a prima aetate usque ad
senectutem, natura est potior quam ars, cum specilla ocularia juvenibus imposita
potius impedimenta communiter sint et visionem obscurent. At naturae deficiente vi,
ut opem illi ferat, succedit ars, quae tamen a natura ipsa profecta est, unde homines
specillorum ocularium inventionem hauserunt. (*Hyeronimi Fabricii, De visione*,
Venetiis, in-folio, 1600.)

CHAPITRE VI.

XIV. Les vices de réfraction dans l'antiquité. — XV. Les vices
de réfraction au moyen age et jusqu'a la fin du XVIᵉ siècle.

XIV.

Jusqu'aux travaux de Kepler on ne posséda sur les vices de
réfraction que des notions bien confuses. Leur existence fut cependant connue dès le VIᵉ siècle avant Jésus-Christ. Aristote signale
la myopie et la presbytie. Il dit des myopes : *Quod propius admo-
vent si quid velint legere.* Il remarque qu'ils ont une écriture fine
(*quod myopes parvas scribant litteras*) : leur myopie ne les empêche
pas de faire de travaux délicats (*quod illi qui non cernunt acutum,
opus tamen faciant acutum cernentium*). Le défaut opposé se rencontre chez les vieillards qui éloignent les objets pour les mieux
distinguer (*longius ab oculo removent*).

Démosthène le Marseillais (1ᵉʳ siècle), dans un passage rapporté par Aetius, décrit peut-être les troubles asthénopiques (1).

Assez obscures sont dans Ptolémée les explications des causes
qui nous font voir de près ou de loin : « La cause qui fait voir
les objets de loin est l'abondance de la vertu visuelle, d'où les
vieillards verront toujours à une moindre distance, parce que la
vertu visuelle s'affaiblit en eux comme toutes les autres facultés. Ceux qui ont les yeux concaves voient de plus loin que les
autres : la raison est que leur vertu visuelle est condensée (*coar-
tata*), car la vision émanant des lieux étroits se développe et
s'allonge. »

L'accommodation pour Ptolémée est la conséquence de la plus
ou moins grande humidité de la vertu visuelle : « La cause qui
nous fait voir les objets de près est l'humidité dont une partie
s'échappe avec la vue. Quand elle est peu abondante, l'humidité
quitte facilement la vision en cours de route et nous voyons dis-

---

(1) Debiles oculi dicuntur, qui neque album, neque splendidum, neque igneum
videre sustinent, sed ex quavis occasione visum continent et lachrymantur praesertim
inter legendum. — *De oculorum debilitate Demosthenis*, S. III. caput iv.

tinctement les choses de près ; lorsque l'humidité est abondante, on ne voit que les choses éloignées, et alors pour vo'r nettement, on est obligé de regarder de loin (1). »

Galien fait intervenir dans la presbytie l'épaississement des humeurs et des tuniques, joint aux modifications pathologiques du *spiritus visivus*. Il englobe d'ailleurs la presbytie dans l'*hebetudo oculorum* (2)

Alexandre d'Aphrodisias (fin du II⁰ siècle), développe la théorie qu'adoptera l'école arabe : « Les myopes ont l'esprit visible, léger et clair ; s'éloignant, il se dissipe rapidement, et n'est plus assez fort pour embrasser les objets. Mais chez ceux qui distinguent les petites choses de loin, comme chez certains vieillards, les choses se passent différemment ; l'esprit visible étant chez eux abondant et épais, il a besoin d'un long espace pour s'atténuer au point d'être propre à la perception des objets (3). »

Paul d'Égine et Aetius considèrent la myopie comme incurable. Cette affection, ajoute Paul d'Égine, provient d'une faiblesse de l'esprit visible. Aetius remar ue que chez les myopes souvent un œil est atteint p'us que l'autre (4).

(1) Causa videndi res a propinquo loco est humiditas, cujus pars recedit cum visu, quoniam cum fuerit pauca, accidit statim, cum processerit visus, discernere illum ab ea, et videri res propinquas exquisite ; cumque multa fuerit humiditas, videbitur res a magna distantia, ita quod qui voluerit indubitanter videre, necesse est ei aspicere a longe.

(2) At in senibus una cum hoc quod crassi facti sunt humores et tunicae et spiritus visivus, etiam debilitas adest spiritus visivi, et imminutio multa, ac collapsio, et velut corrugatio nervi visivi ac tunicarum in oculo densatarum ac crassefactarum Nam dum imminutio humoris in oculo senibus ipsis, et minus de spiritu ex supernis ad pupillam defertur, usque adeo rugosa fit saepe corniformis tunica, ut senes partim omnino non videant, partim male et vix adhuc cernant. — De hebetudine oculorum Galeni, in *Aetii operibus*, S. III, cap. xlv.

(3) Spiritus cui videndi officium deputatus est, tenuisque sincerque in myopibus est, itaque longe deductus ut rem apprehendere non possit : propinqua tamen vel parva explorare suam ob tenuitatem sinceritatemque non immerito potest. At qui etiam minima e longinquo cernunt, ut senes quoque aliqui faciunt, his etiam contraria reddi debes, quod spiritum oculorum crassum largumque habent, opusque est ob eam rem moveri longo itineris spatio videlicet ut attenuetur, et ad rem perspiciendam reddatur idoneus. — *Problemata*, liber I, fol. 22, probl. 84, Parisiis, 1541.

(4) Paul d'Égine, lib. III, cap. xxii, de myopiasi. — Aetius, S. III, cap. xlv, de myopia.

XV.

Les idées de l'école arabe sur la myopie et la presbytie se résument dans la théorie d'Avicenne : ces défauts proviennent d'une viciation quantitative ou qualitative de l'esprit visible. Si l'œil est capable de voir les objets proches, quoiqu'ils soient petits mais est incapable de voir les objets éloignés, alors l'esprit est clair, sain et petit. Si, voyant les objets éloignés, l'œil ne distingue pas les petites choses qui sont près de lui, mais les distingue dès qu'on les éloigne, alors le *spiritus* est abondant, trouble, peu clair, peu subtil, humide, et humide aussi est alors la complexion de l'œil.

Dans le premier cas, l'explication donnée par les médecins est la suivante : l'esprit n'est pas suffisant pour s'étendre à cause de sa subtilité, et on entend par cela le rayon qui sort et va au devant de l'objet. Dans le second cas, l'esprit a besoin d'un long espace pour devenir subtil et clair, car dans sa marche le rayon devient de plus en plus subtil et atténué (1).

Avicenne ajoute que ce sont plutôt les sages que les médecins qui ont étudié ces questions-là (2).

Cette théorie est reprise par différents auteurs du moyen âge, tels que Barnabas de Reggio (3), Vincent de Beauvais (4), etc. Pour Bienvenu de Jérusalem, les anomalies de la vision viennent de la situation dans l'œil de l'humeur cristalline : « Ceulx qui ont la humeur cristalline au milieu, ceulx-cy voyent bien et clerement... ceulx qui ont les humeurs près de la tunique ne voyent pas bien, ne en jeunesse ne en vieillesse... car l'esperit visible qui vient par

(1) Si oculus non est impotens in comprehendendo propinquum, quamvis sit parvum, et est impotens in comprehendendo longinquum, tunc spiritus ejus est clarus, sanus, parvus : et dicunt medici, quoniam non est sufficiens dilatationi egredienti propter subtilitatem sui : et significant per illud radium quem credunt esse de summa spiritus, et quod eggreditur et obviat visibili. Et si non est impotens in comprehendendo longinquum, et si appropinquat ei illud quod est parvum, non videt ipsum, et si recedit ab eo secundum quantitatem longitudinis, videt ipsum : tunc spiritus ejus est multus, conturbatus, non clarus neque subtilis, immo humidus, et ejus complexio est humida. Et dicunt medici quoniam non subtiliatur, neque clarificatur nisi motu longo, et quando procedit radius in motu, subtiliatur et attenuatur. Liber III, fen III, tr. 1, cap. 11.

(2) Verificatio autem certioris in his duobus sermonibus pertinet ad sapientes non medicos. Liber III, fen III, trac. 4, cap. 1.

(3) *Libellus de conservanda sanitate oculorum*, publié par Albertotti. Modène, 1895.

(4) *Speculum majus*, t. II, liv. xii, chap. 123.

les nerfs concaves trouve et rencontre les humeurs près des tuniques là ou ilz se espendent par dehors, par quoy l'esperit visible pert son effort et vertus (1). »

Albert le Grand (1193-1280) donne la même explication que Bienvenu de Jérusalem : *Sunt autem quidem non videntes eminus sed de prove juxta oculorum clare vident, et ideo situs oculi humorum peccat et non oculi compositio, habent enim illi glacialem oculi multum in interiori parte versus nervum opticum* (2). Le *glacialis* ou cristallin est l'organe, le *speculum* en lequel s'effectue la vision : s'il est profondément situé, *non penetrat visibile ad speculum nisi sint prope*. Quant à la presbytie, Albert le Grand la considère comme une conséquence de la faiblesse de l'œil.

Nous retrouvons les mêmes théories aux XVe et XVIe siècles. Alexander Benedictus (fin du XVe siècle) voit toujours dans la presbytie une anomalie du *spiritus visibilis* : il est devenu *tenebrosior aetate et crassior*. Le défaut opposé caractérise le *spiritus* dans la myopie (3).

Plater met en cause l'*humor cristallinus :* la myopie vient de ce qu'il est trop *tenuis*, la presbytie de ce qu'il est trop *crassus*. Dans un autre passage, Plater fait intervenir, comme Bienvenu de Jérusalem, les anomalies de position de la lentille : la myopie existant quand le cristallin est plus en arrière, la presbytie quand il est plus en avant (4).

Maurolyco (1495-1575) met en scène un nouveau facteur : la plus ou moins grande sphéricité de la pupille. Ses explications manquent singulièrement de clarté, à moins de traduire *pupilla* par cristallin ou cornée : « Il ne faut pas chercher ailleurs que dans la pupille les raisons des différentes espèces de vue. La forme des milieux transparents variant, l'angle de réfraction varie aussi. Il est donc nécessaire que la situation des rayons visuels change aussi et que le point où ils se dirigent soit rapproché ou éloigné.

(1) *Le Compendil de Bienvenu de Jérusalem pour la douleur et maladies des yeulx,* publié d'après les manuscrits, par P. Pansier, C. Laborde et H. Teullé. Paris, 1901.

(2) Cité par Fukala : *De anima tractatus*, liber III, cap. ix.

(3) *Omnium a vertice ad calcem morborum signa, causae et remediorum compositiones.* Basileae, 1539, in-8°.

(4) Si crystallinus humor, in posteriore paulo sede oculi, versus nervum retiformem suam sedem obtineat, visionis hujus, qua res distantiores non recte assequi possunt, causa existit. Cum crystallinus humor a sede naturali dicta antrorsum versus pupillam magis inclinat, minus res propinquas vident, sed easdem ab oculo procul remotas, rectius intuentur.— Felicis Plateri *Praxeos medicae*, t. I, De visus laesione, cap. vii, cité par Fukala.

Plus la sphère transparente est petite, plus aussi est petit l'espace qui réunit les rayons. C'est pourquoi ceux qui ont une pupille plus sphérique ont la vue plus courte. En effet, les rayons visuels émis n'arrivent pas aux objets éloignés : et si s'étendent les rayons extérieurs tombant de l'objet sur la pupille, les rayons intérieurs transmis de la pupille à travers le vitré au nerf optique sont trop resserrés, et ce resserrement obnubile le jugement et la perception sensorielle. Telle est la raison pour laquelle certains ont la vue très courte. Au contraire, chez ceux qui ont la surface de la pupille très plane, c'est-à-dire appartenant à une sphère de plus grand rayon, les rayons émis s'étendent facilement jusqu'aux objets éloignés, le point où ils convergent étant lui-même éloigné, sans qu'il soit nécessaire que les rayons extérieurs s'étendent ni que les intérieurs se resserrent (1). »

(1) Non ergo aliunde quam ex forma pupillae quaerenda est visus diversarum qualitatum ratio. Nam cum perspicui forma variata variet quoque fractionis angulum, jam hinc et visualium radiorum situm diversificari, concursumque nunc anticipari, nunc differri necesse erit. Et quoniam quo minor est perspicuus globus, eo minus spatium coadunat radios, ideo et qui conglobatiorem sortiti sunt pupillam, breviore sunt visu praediti : in eis enim radii visuales ad coincidentiam properantes minime proveniunt ad remotiora dispicienda, aut si dilatantur radii exteriores a re spectanda in pupillam cadentes, coarctari oportet nimium interiores a pupilla per vitreum ad opticum nervum transmissos : quae coarctatio nimia confundit judicium ac distinctionem sensus. Haec est ratio cur quidam brevissimum visum habent : contra qui expansiorem pupillam faciem, hoc est, de majori sphoera sumptam habent, iis expansiores radii ad longius spectandum feruntur, concursu jam protelato, neque opus est hic dilatari radios, coarctarique interiores. — Maurolyco, *Photismi de lumine et umbra*, Venise, 1575, p. 85.

CHAPITRE VII.

XVI. La découverte de Kepler : théories diverses du XVIIe siècle. — XVII. La pratique des lunettes d'après Daça de Valdes, en 1623.

XVI.

Ces vagues conceptions des anomalies de la vision persistent jusqu'au commencement du XVIIe siècle.

En 1604, Kepler (1) établit que le siège de la vision est dans la rétine et que le cristallin ne joue que le rôle d'une lentille. Il démontre que si la vision est confuse chez les myopes, c'est que les rayons lumineux partant de l'objet se réunissent avant d'atteindre la rétine et donnent sur celle-ci une image confuse. Il fait dériver cet état de l'habitude de regarder de près, l'œil devenant peu à peu inapte à s'adapter à la vision des objets éloignés : « Ceux qui, dès leur enfance, se sont adonnés à la chasse, aux voyages, aux courses en mer, ont les yeux adaptés pour la vision de loin ; mais, en même temps, ils doivent prendre leur nourriture, causer avec leurs semblables, et, par cet exercice, ils conservent l'adaptation de l'œil à voir les objets de près. Mais avec le temps cette fonction s'affaiblit, de façon que ceux qui avaient une vision sans défaut dans leur jeunesse, dans leur vieillesse ne distinguent que les objets éloignés. Il est, en effet, plus naturel de garder les yeux parallèles que de les faire converger vers un objet proche. Dans la vieillesse, l'œil se fatigue et reprenant sa direction naturelle, néglige ce qu'il ne verrait qu'avec un effort. Ce défaut ne se produit chez eux qu'assez tard, souvent dans l'extrême vieillesse. Au contraire, ceux qui, dès leur enfance, ont une vie sédentaire, occupés chez eux à des travaux minutieux ou courbés sur des livres, ceux-là deviennent de plus en plus inaptes à voir les choses de loin. »

Plemp (2), se ralliant aux idées de Kepler, nous donne une intéressante étude de dioptrique oculaire. Les objets, dit-il, émettent

---

(1) *Tractatus de modo visionis et de humorum oculi et usu contra opticos et anatomicos.* Francfort, 1604, in-8°.

(2) *Ophtalmographia.* Amsterdam, 1632.

des rayons parallèles ou divergents. Les rayons parallèles sont surtout émis par les objets éloignés ; les rayons divergents par les objets rapprochés de la pupille. Il compare l'œil à une chambre noire et considère que dans celle-ci les rayons divergents se réunissent plus loin du diaphragme que les rayons parallèles : si l'on veut avoir une image nette, il faut rapprocher ou éloigner l'écran. Il en conclut que dans un œil normal la rétine se place au foyer. Les myopes ont la rétine placée trop loin de la pupille ; les hypéropes (*ridentes remota*) ont au contraire la rétine trop près de la pupille. « Les *ridentes remota* usent de verres convexes, qui déforment le cône des rayons émanant de l'objet situé près de l'œil, de façon à ce que ces rayons paraissent venir d'un objet situé loin. La raison, c'est que les verres convexes rendent « les rayons divergents parallèles, et ceux-ci seuls peuvent être recueillis par une rétine trop proéminente (*antrosum promota*). Les myopes (*propinqua tantum conspicientes, lusciosi vel myopes*) se servent de verres concaves, modifiant le cône lumineux des objets situés loin, de façon à ce qu'il semble émaner d'un objet situé près, car les verres concaves rendent les rayons parallèles divergents, et ceux-ci seuls peuvent peindre leur image sur la rétine du myope trop profondément située. La force des verres à employer dépendra de la profondeur plus ou moins considérable à laquelle se trouvera situé l'écran rétinien. »

Plemp note que la presbytie peut exister chez l'adulte comme chez le vieillard (*senes plerumque, juvenes raro*). La myopie est congénitale ou acquise, elle peut provenir d'une trop grande convexité du cristallin. « Dans ma myopie, ajoute-t-il, je me console en pensant d'abord qu'elle pourra diminuer avec l'âge, ainsi que cela s'observe par le dessèchement des milieux de l'œil (*humores siccescunt*), et voyant ensuite que les myopes ont le privilège de pouvoir, jusqu'à la vieillesse la plus avancée, lire les caractères les plus fins sans le secours des lunettes. »

Scheuchzer compare dans la myopie les fibres ciliaires à un arc trop longtemps tendu qui garde sa forme et ne peut revenir sur lui même. Le défaut opposé peut engendrer l'inaptitude à la vision de près (première catégorie de presbytes), soit par relâchement des fibres ciliaires, soit par contraction tonique des muscles droits. Une seconde catégorie de presbytes comprend ceux qui, dès le jeune âge, ont le cristallin tellement aplati (eu égard à sa distance de la rétine), que malgré tous leurs efforts (*adhibitis omnibus mediis ordinariis*), ils n'arrivent pas à éloigner la rétine ou à augmenter suffisamment la courbure du cristallin. Dans une troisième catégorie figurent les vieillards, chez qui, par suite de l'affaiblissement des muscles et du dessèchement des humeurs, la vision de près est abolie (1).

Kepler croit que l'accommodation est un mouvement réflexe comme celui de la pupille ; selon que nous regardons de près ou de loin, l'œil s'allonge ou se raccourcit par l'intermédiaire des procès ciliaires ou de l'uvée. Plemp admet un mouvement de recul ou de propulsion, mais il ne sait pas si c'est la lentille cristallinienne ou l'écran rétinien qui se déplace.

Scheiner considérant l'œil comme une chambre noire, dit que les vieillards y voient bien de loin, parce qu'ils ont le cristallin aplati, de façon que les images sont pro etées sur la rétine. Les jeunes gens pourvus d'une bonne vision ont la rétine très mobile, de façon à pouvoir l'éloigner ou la rapprocher ; mais, ajoute-t-il, si le cristallin devient tantôt plus sphérique, tantôt moins, et que la rétine puisse s'approcher ou s'éloigner, l'objet sera toujours perçu nettement (2).

Le jésuite Déchales, dans une page bien ignorée de son volumineux *Cursus mathematicus*, expose ainsi les causes de la presbytie : « Si tu cherches la raison physique de ce défaut habituel de la vieillesse, je te répondrai que cela peut provenir de p'usieurs causes : premièrement, de ce que les procès ciliaires comprimant le cristallin et le forçant à prendre une forme plus convexe, sont relâchés par l'âge et n'agissent plus sur lui avec assez de force pour lui donner la convexité requise ; secondement, de ce que le cristallin se dessèche avec l'âge et n'est plus apte à se dilater (3) »

Traber, comme Kepler, assimile les mouvements du cristallin au mouvement réflexe de l'iris : « Nous observons que l'iris se dilate à l'obscurité, se rétrécit à la lumière, de même le cristallin possède la faculté de se dilater ou de s'aplatir (4). » Mais dans ce

(1) Scheuchzer, *De presbytis et myopibus*. Altdorf, 1693.

(2) Sic, si humor christallinus aliquando planior, aliquando globosior fiat, et retina accedere aut recedere valeat, objectum quodcumque semper probissime percipietur. — Scheiner, *Oculus*, Oenipont, 1619.

(3) Si quaeres rationem physicam quare is sit consuetus senectutus defectus, respondebo posse oriri ex multis capitibus : primo quidem, processus ciliares comprimentes chrystalinum et eum coarctantes ut minoris sphoerae formam induat, ob imbecillitatem laxantur, neque eum in angustum cogunt : inde subsidit humor et majoris sphoerae formam induit ; vel si chrystallinus humor paulisper exsiccabit non ita turgebit haec ampulla. — Lugduni, 1676, in-folio, t. II, p. 361.

(4) Quemadmodum experimur naturalem motum in pupilla, si oculi magna luce obruantur, ut coarctetur, in deffectu luminis sufficientis dilatatur, sic humorem cristallinum similem facultatem necessario requirere sesse dilatandi et comprimendi. — Traber, *Nervus opticus*, Vienne, 1690, in-folio, liv. III, chap. xvii, prop. 6.

changement de forme du cristallin, il ne voit que son rapprochement ou son éloignement de la rétine. Bartholin, adoptant la théorie de Traber, pense que ce mouvement de propulsion ou de rétropulsion est la conséquence des contractures du corps ciliaire.

Briggs (1), Descartes (2), Molinetti (3) se rallient à la théorie du changement de forme de l'œil ; seulement, tandis que les deux premiers mettent les modifications de l'axe antéro postérieur sur le compte du ligament ciliaire, Molinetti fait entrer en jeu la pression exercée par les muscles extrinsèques de l'œil.

Nous voyons donc au XVIIe siècle les phénomènes de l'accommodation expliquées : 1º par l'allongement ou le raccourcissement de l'axe antéropostérieur du g'obe (Kepler, Briggs, Descartes, Molinetti) ; 2ª par un mouvement de recul ou de propulsion, soit de la rétine, soit du cristallin (Plemp, Scheiner, Traber) ; 3ª par une modification des courbures du cristallin (Déchales, Scheuchzer). On admet que ces modifications se produisent d'une façon réflexe comme les mouvements de l'iris.

XVII.

Les travaux des savants du XVIIe siècle nous ont donné la théorie scientifique des lunettes, Daça de Valdes va nous fournir des détails pratiques.

Daça de Valdes était simple licencié et notaire de l'inquisition à Séville en Espagne. Il publia, en 1623, un ouvrage sur les lunettes devenu fort rare, dont la Bibliothèque nationale de Paris possède une traduction manuscrite du XVIIe siècle. Elle remplace avantageusement pour nous le texte espagnol (4).

L'ouvrage de Daça de Valdes est divisé en trois livres. Le pre-

(1) *Ophthalmo-graphia*. Lugduni, 1632.
(2) *La Dioptrique*. Leyde, 1637.
(3) *Dissertatio anat. et patholog. de sensibus*. Padua, 1669.
(4) Ce manuscrit a été publié par Albertotti, en 1892, avec des notes intéressantes : *Manoscritto francese del secolo XVII riguardante l'uso degli occhiali*. Modena, 1892. La traduction de Daça de Valdes est intitulée : « *L'usage des lunettes pour tout sorte de veues, où il est enseigné à cognoistre les degrés qui manquent à la veue, ensemble ceux qu'ont les lunettes en particulier. Même aussi en quel temps on s'en doibt servir et comment on pourra en faire demander estant absent, avec autres advertissements importants pour l'utilité et conservation de la veue. Par Benoist Daça de Valdes, licencié et notaire de l'inquisition en la cité de Sevilles, le tout traduit de l'espagnol en françois, jouxte la copie imprimée à Sevilles par Diego Perez, l'an 1623.* »

mier traite *De la nature et propriétés des yeux*; le second, *Des remèdes de la veue par le moyen des lunettes*; le troisième livre est un dialogue entre différentes personnes et un *maître-faiseur* de lunettes, il est subdivisé en quatre dialogues : *en le premier, il est traité de la veue courte et de la gastée; en le second, de la veue inusitée, de l'esblouie et de l'inesgale; en le troisième, de quelques veues imparfaictes et autres difficultés touchant les lunettes et l'usage d'icelles; en le quatrième, est traité des lunettes, ou longues veues, ou canons, avec lesquels on peut voir ce qui est éloigné de plusieurs lieues.* L'ouvrage débute par un discours ou éloge de l'œil et des lunettes, avec la coutumière et obligatoire intervention d'Aristote : « Cette invention semble estre émanée et dérivée du ciel, duquel lieu les yeux tirent leur origine; aussi, pouvons-nous croire que les nouveaux yeux, fils de ces lunettes, en viennent... Aristote réduit tous les biens à trois... et tous ces biens nous les trouvons aux lunettes. »

La partie scientifique est très primitive dans l'œuvre de Daça de Valdés; il connaît Alhazen et Vitellion, mais bien vaguement. Pour la structure de l'œil, il renvoie à Galien, à Aristote, à Reald (1), au livre X de l'Anatomie, et à Fragose (2) au livre Ier de la Chirurgie. Ce qu'il sait d'optique, il le doit à *Antoine Moreno, licencié cosmographe et professeur de Sa Majesté en la maison du trafic des Indes à Serilles.*

Au point de vue des connaissances du vulgaire, nous distinguons avec Daça de Valdés : 1° *La vue dépravée ou débile, qui est celle des vieillards.* Ils ne voient pas de près, c'est-à-dire *à toute distance qu'il y a depuis la veue jusques ou lieu qu'on peut allonger le bras;* 2° *la veue de courte nature, qui est celle des enfants.* C'est la myopie. 3° *La veue mal habituée.* Les sujets de cette catégorie, courts de vue de naissance, deviennent généralement aveugles : ce serait donc une myopie progressive ou compliquée. 4° *La veue inesgale et la veue contraire,* qui correspond à l'anisométropie.

Les lunettes ne sont pas un remède universel, apte à guérir toutes les affections oculaires. Les défauts auxquels peuvent remédier les verres, supposent l'intégrité de l'organe : « Ce sont ceux-là seulement qui consistent en la variété et nuance de forme de la

---

(1) Auteur inconnu.

(2) Fragose, médecin et chirurgien de Philippe II (1527-1598). Sa Chirurgie est connue; mais son Anatomie, si tant est qu'elle soit un ouvrage distinct de sa Chirurgie, n'est citée ni dans Van der Linden, ni dans le récent mais combien incomplet *Bibliographische Lexikon der hervorragenden Aerzte,* de Gurlt et Hirchs.

prunelle de l'œil, comme il advient aux vieillards qui ne peuvent voir sans lunettes, parce qu'ils ont la prunelle de leurs yeux fort

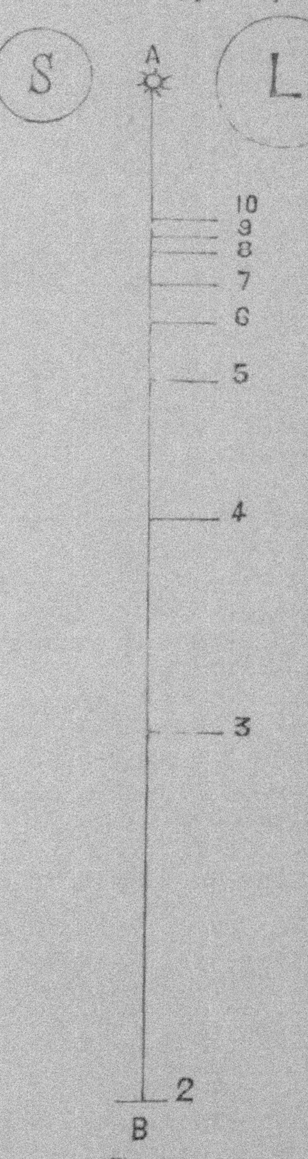

Fig. 7.

relâchée avec l'âge, et pour cela ils ont la veue diffuse et dispersée, et au contraire les courts de veue qui l'ont fort recueillie et ramassée de leur nature. »

Les lunettes sont de trois sortes : concaves, convexes ou conservatives, c'est-à-dire planes.

Comment étaient-elles numérotées ? « Les degrés des lunettes vont se diminuant depuis une sphère de deux aulnes de diamètre jusques à une aussi petite que le diamètre qui tient la rondeur de l'œil. » La plus petite sphère correspondait à 3o degrés, la plus grande à un degré. Comme le fait remarquer Albertotti, cette graduation, en raison directe du pouvoir réfringent, se rapprochait de notre numérotation en dioptries. Le traducteur français a traduit par *aulne* le mot espagnol *vara*, mesure de longueur qui valait un peu moins d'un mètre : le verre d'un degré était donc à peu près l'équivalent de notre verre d'une dioptrie.

Comment reconnaître le degré d'un verre ? Daca de Valdes donne pour cette recherche l'échelle ci-contre (figure 7). On met le verre concave sur le grand cercle L, en l'éloignant ou le rapprochant jusqu'à ce que les deux cercles S et L apparaissent égaux. On mesure alors la distance du verre au cercle, et la rapportant de A en B sur l'échelle A B, on a le degré du verre. Des échelles analogues donnent les degrés des verres convexes de 2 à 10 degrés et de 10 à 30 degrés. Pour les verres concaves de 0 à 20 degrés, et les verres convexes inférieurs à 10 degrés, Albertotti a calculé que la numérotation de Daça de Valdes correspond à la numérotation en dioptries avec un écart maximum de 0,75 dioptrie. Pour les verres convexes supérieurs à 10 degrés, les résultats sont bien différents : cela tient sans doute à une reproduction inexacte de l'échelle.

Daça de Valdes nous fait assister au choix de lunettes pour presbyte. Il note fort bien que, tout en permettant de rapprocher l'objet, le verre ne doit pas le grossir, « chose importante surtout pour les marchands de toile qui veulent des verres qui ne grossissent pas le fil, tout en permettant de le voir distinctement. » Voici un fragment de ce dialogue.

« Regardez en ce livre avec ces lunettes de deux degrés et demi ?
— Je vois la lettre fort bien.
— Approchez et éloignez le livre de vous.
— Je vois mieux, pourvu que ce soit de loing.
— Regardez encore avec celles-ci de trois degrés.
— Je vois de plus près et sans doubte beaucoup mieux.
— Ne voyez-vous point la lettre plus grande que ce qu'elle est ?
— Non point, sinon de sa mesme grandeur.
— Vous n'avez pas besoin d'autres lunettes que de celles-là. »

Cependant, il est des cas où il est utile d'avoir des verres plus forts : « Quand vous voudrez couper une plume, vous pouvez vous servir d'autres lunettes de plus de degrés, comme de cinq, afin de mieux voir les pointes, à condition que vous les quittiez incontinent et poursuiviez d'écrire avec d'autres lunettes plus relaschées... Pareillement de nuict, vous pouvez ajouster un demi degré... et si vous trouvez en marge lettres si petites... vous aurez subject de vous servir d'autre de plus de degrés. »

Pour la presbytie, Daça de Valdes donne le tableau suivant des degrés correspondant à chaque âge :

	Hommes.	Femmes.
De 30 à 40 ans...............	2 degrés.	5 degrés.
40 à 50 ans	2,5 —	7 —
50 à 60 ans	3 —	8 —
60 à 70 ans	3,5 —	9 —
70 à 80 ans............	4 —	
Au-dessus...............	5 à 6 —	

Il donne des verres plus forts aux femmes, « à cause qu'elles font des choses plus subtiles, et comme aussi pour avoir la veue plus débile que les hommes. » En tout cas, la force des lunettes doit varier selon la grosseur de l'objet et la distance à laquelle on veut voir : « Toute la force des lunettes consiste en distances, et chasque fois que nous voulons voir de plus loing ou plus près, il faut changer de lunettes, qui n'est autre chose qu'oster ou adjouster des degrés, afin de voir plus parfaictement. »

Dans le choix des verres de myope, il faut que le verre fasse voir nettement sans rapetisser l'objet :

« Prenez ces lunettes de deux degrés et regardez avec elles de loing.

— Je vois quelque peu mieux les choses qu'avec ma veue.

— Regardez avec celles-ci de quatre ?

— Je vois sans doubte mieux qu'avec les autres d'auparavant, mais je ne peus attaindre à voir la contenance et les gestes de ces chevaliers qui sont là, sinon confusément.

— Regardez en ce livre avec ces mesmes lunettes ?

— Je vois bien lire, mais de plus loing qu'avec ma veue seule.

— Vous pouvez souffrir plus de degrés, puisque vous lisez avec ces lunettes. Regardez de loing avec celles-ci de six.

— Il me semble que celles-ci font les choses plus petites, et je vois le visage des chevaliers plus petit... mais ces lunettes me fatiguent la veue.

— Avec ces lunettes de cinq degrés, vous n'en devez maintenant souhaiter d'autres.

— Vous dites très bien, et je suis maistre de tout ce que je vois. »

Mais la myopie expose à une foule de petits inconvénients, que signale un des interlocuteurs de Daça de Valdes : « Estant étudiant à Salamanque, passant par une rue, j'ostai le chapeau à une dame qui estoit à sa fenestre, et mes valets, voyant qu'on se rioit de moi, je m'enquis d'eux qui estoit cette personne, et ils me répondirent que c'estoit une pièce de chair qui estoit là suspendue »

Sans compter que le malheureux myope « ne peut discerner ceux qui passent dans la rue, et encore moins a le pouvoir de lire un cartel de comédie, ni un escriteau de maison à louer ». On peut bien pallier à ces inconvénients par des lunettes, mais il paraît qu'il y avait des femmes qui n'en toléraient pas l'usage à leurs maris : « Estant en mon siège pour voir une comédie, je voulus tirer mes lunettes de ma poche, et comme je ne les trouvai, je m'offusquai et troublai de la sorte que je ne prins plaisir à chose qui s'y fit ; et lorsque je fus de retour à ma maison, je les cherchai de rechef, et comme elles ne se trouvèrent point, je descouvris ce qu'à peine eussé-je voulu que ma femme eut sceu ; mais les lui demandant, elle me répondit qu'elle les avoit trouvées et les avoit jetées à la rue, d'autant qu'elle ne voulait point que je paraisse vieux et court de veue. »

Les lunettes du XVIIe siècle étaient beaucoup plus volumineuses que les nôtres, surtout pour les numéros faibles : « La forme des lunettes est telle (figures 8 et 9) : toutes les lunettes d'un degré

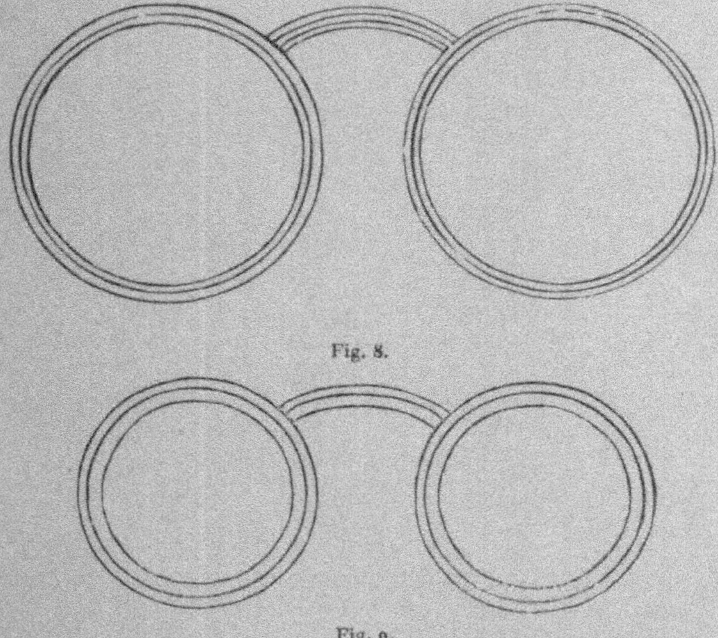

Fig. 8.

Fig. 9.

jusques à quatre, estant convexes, doivent estre comme cette grande mesure. Si les lunettes sont concaves, elles peuvent estre quelque peu plus grandes que cette mesure. Et jamais les concaves ne se font plus petites... Toutes les lunettes convexes, qui seront de cinq degrés jusques à dix ou vingt, doivent estre comme cette moindre mesure. » Les montures (la chappe ou garniture) se faisaient de différentes matières : « Les chappes se font en cuir, ce sont les plus propres et les mieux reçues. Elles se font en or ou en argent, mais j'estime meilleures et plus légères celles d'acier ou pour le moins celles de bufle ou de cuir de bouc. »

Les verres se montaient en lunettes, en pince-nez, ou bien s'attachaient au chapeau :

« Je vous advertis aussi, dit le maître à son interlocuteur, que si vous ne les voulez porter attachées avec des agraphes aux oreilles, vous ne debvez cercer des garnitures d'acier ni d'argent, parce qu'elles coulent et glissent des narines... Il est meilleur de mettre les lunettes sur le milieu du nez, afin qu'elles ne se ternissent pas par la chaleur.

« — Si tous sont comme moi, ils ne peuvent guère bien faire leur profit de ce conseil, parce qu'il me vient tant de fluxions sur le nez, que si je ne tenais les lunettes attachées aux oreilles, je ne pourrois les tenir un seul moment sur le nez.

« — Je vais vous donner un moyen dont se servoit le roi Philippe II : que vous portiez les lunettes attachées à une aisle ou palette, et que vous les arrestiez entre le chappeau et la teste, et avec cela les lunettes demeureront en l'air.

« — Ceci est seulement pour les rois, qui n'ostent point le chappeau à personne ; mais moi, qui suis un pauvre homme, je ne puis me servir de cela, car au premier compliment, tout cet appareil tomberoit à terre. »

La loupe était en usage : « Il y en a d'autres qui se servent d'une grande lune mise sur la lettre. »

Le monocle était également connu : « Mon désir seroit de porter une lune enchassée en bois pour voir de loing, afin de n'estre subject de mettre toujours les lunettes au nez. — Ne le faites pas, lui répond le maître, car cela vous rendroit la veue inégale. »

Les lunes ou verres se fabriquent en cristal de roche, en verre de miroir ou en verre ordinaire : « Les meilleures lunettes se font en cristal de roche ou de montagne ; mais il y a d'autres lunettes qu'on nomme de cristal de miroir, pour estre un espèce de verre fort fin qui se fait à Muran, lieu agréable, fort proche de Venise, qu'elles vont quasi à l'égal avec les meilleures de cristal de roche. En troixiesme lieu, il y a d'autres lunettes de verre commun, et celles-ci sont les pires de toutes. »

Le cristal est supérieur au verre, « car celui-ci, la vue a grand peine pour le pénétrer, ce qu'elle ne fait pas avec le cristal purifié.» De plus, le cristal de roche a des vertus spéciales : « Il est matière fraische, et lorsque la veue passe à travers, elle se rafraîchit grandement. »

Mais le cristal de roche est difficile à trouver « avec toutes les choses requises, qui doivent accompagner les bonnes lunettes. » Aussi vaut-il mieux employer le cristal de miroir : « J'ay expérimenté que toutes les excellentes lunettes qui sont faictes de cristal de miroir, viennent à effect, et estant faictes de roche, elles ne réussissent pas comme on désire pour la grande inesgalité qu'il y a, encore qu'elles soient de grand pris, outre que le lopin de cristal de roche est rarement tel qu'on en puisse tirer des lunettes avec toute la perfection requise. »

Quelle que fut leur matière, les verres de degré faible étaient plan-convexes ou plan-concaves : « Quand les lunettes sont hautes en degré, on met une moitié d'un cousté, et l'autre moitié de l'autre, tant aux convexes qu'aux concaves ; mais lorsqu'elles ont fort peu de degrés, on met ordinairement tout le convexe d'un cousté. Mais le meilleur est qu'elles aient tous leurs degrés concaves ou convexes d'un cousté. » Ce qu'il importe surtout, c'est que les verres soient bien taillés. Il est facile de s'en assurer : « Lorsque les lunettes seront haussées sur la lettre, vous les tournez l'entour, et si elles font la lettre une fois longue et étroite, et une autre fois courte et longue, c'est signe qu'elles sont mal travaillées ; ce qui se fera, si la lettre paroist par le milieu moindre que par les coustés ; mais si la lettre se trouve esgale et bien proportionnée en toutes ses parties, les lunettes seront lors bien polies. »

Les lunettes sont un instrument précieux qui mérite quelque soin : « Vous ne devez pas prendre les lunettes par les lunes ains par les chasses... afin qu'elles ne perdent leur lustre et ne se ternissent pas... Lorsqu'elles sont engraissées avec la sueur du visage, ceci s'oste facilement avec de la poudre de tripoli ou avec de la cendre, et afin qu'elles ne se rayent pas, il faut mouiller les doigts en la fleur de la cendre sèche, et avec le peu de celle qui restera collée aux doigts, frotter de rechef les lunes du bout des mesmes doigts, et estant nettoyées de la sueur ou graisse, on les peut refrotter incontinent avec un linge net, afin que l'ordure de la cendre s'oste ou le tripoli qui aura demeuré. »

Pour certaines vues, Daça de Valdes combine le trou sténopéique et les lunettes (figure 10) : « Ces visières sont ainsi faictes : on a deux lames de cuivre ou de quelqu'autre métal, avec un rang de pertuis en chascune, qui doivent estre de la forme et grandeur que vous voyez... on doit les mettre à une chappe comme si c'estoient lunes de cristal, et appliquant incontinent à vostre veue ces petites visières, et en adjoustant pour plus grande force les lunettes qui sont requises pour vostre aage, vous verrez par ces trous la lettre plus distincte et plus noire, et pour petite qu'elle soit, vous la pourrez lire... Les plaques doivent estre fort minces et déliées, et les trous parfaictement ronds, sans qu'il demeure en eux aucune aspreté ou bord qui soit raboteux ou mal poli. »

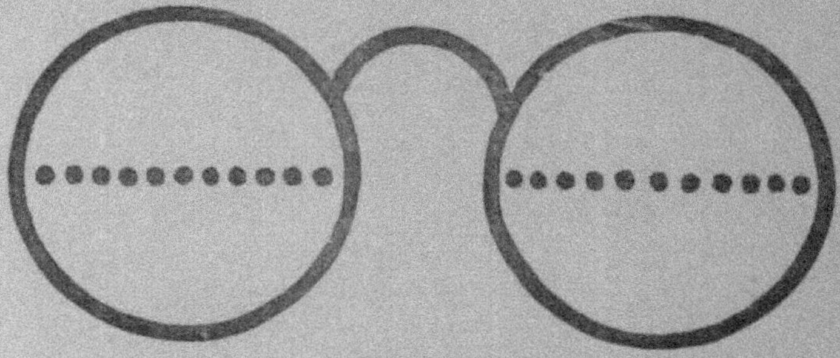

Fig. 10.

Deux siècles plus tard, Serres d'Uzès réinventera cet instrument, sous le nom de lunette panoptique ou capillaire.

CHAPITRE VIII.

XVIII.

Daça de Valdes n'ignore pas l'avantage que les strabiques peuvent tirer des lunettes sténopéiques : « Et par cas fortuit si vous trouviez quelqu'un de vos amis qui lousche, vous lui en pourriez faire présent d'autres. »

L'origine des louchettes serait d'ailleurs fort ancienne. Paul d'Égine (VIᵉ siècle) recommande leur emploi sous forme d'un masque qu'Ambroise Paré décrit ainsi (figure 11) : « Paul d'Égine

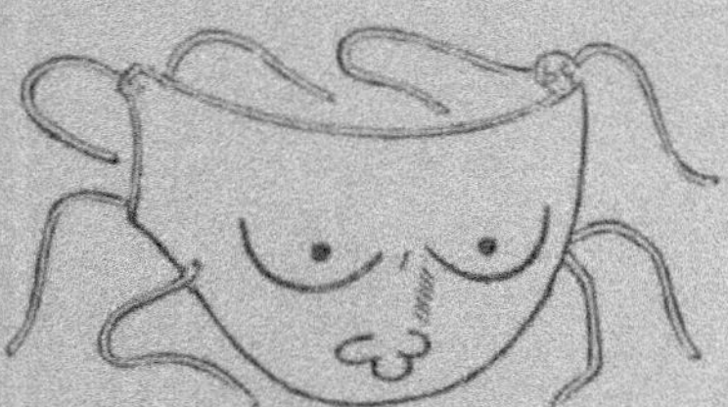

Fig. 11. — Portrait d'un masque par lequel la vue est redressée.
(Ambroise Paré.)

nous a laissé un moyen propre pour redresser la veue... c'est qu'il veut que l'on face un faux visage en forme de masque, lequel doit estre si bien proportionné et accommodé sur le visage de l'enfant qu'il ne le blesse aucunement, et toutesfois, il faut qu'il soit si juste que le jour n'y puisse entrer par les entre-deux... Tel faux visage ou masque aura seulement deux petits trous, droit au milieu de l'œil, afin que le jour y puisse reluire, ce qui sera cause que l'enfant tiendra sa veue toujours fichée en cest endroit... Ledit faux visage sera fait de la matière la plus légère que l'on pourra, et ne doit couvrir le visage plus bas que le nez, laissant la bouche à descouvert, afin que l'enfant puisse à toutes heures têter ou manger, attendu qu'il doit demeurer continuellement sur son visage. »

Paré ajoute « que ce masque n'a été pratiqué d'aucun de nostre temps, que j'aye peu sçavoir ». Cependant, Bartisch (1) en donne la représentation ci-contre (figure 12).

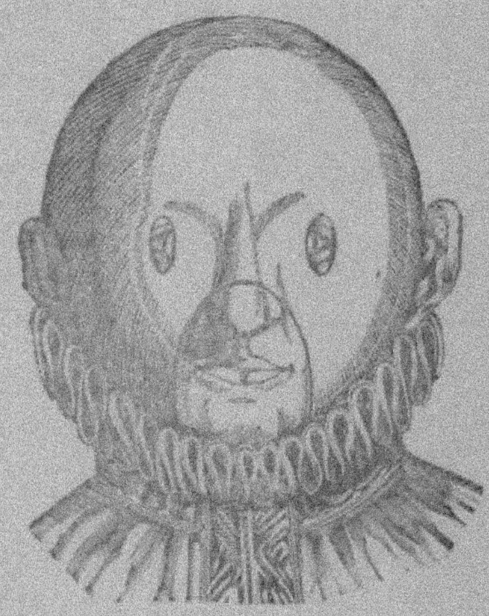

Fig. 12. — Le masque pour strabique, d'après Bartisch (1583).

Paré préfère les bésicles au masque : « Au lieu de ce masque, on pourra pareillement user de bésicles faites de corne, que l'on adaptera sur du cuir et seront posées sur les yeux ; au milieu, il y aura un petit trou par lequel l'enfant pourra voir et redresser sa vue. Les bésicles sont marquées par BB, et la pièce de cuir par A ; les courroies par lesquelles sont attachées CC (fig. 13). »

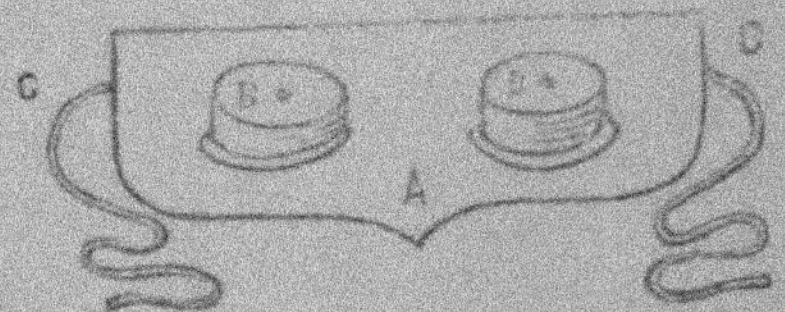

Fig. 13. — Les bésicles pour strabiques d'Ambroise Paré.

Ezechieli di Castro (2), vers 1642, conseille contre le strabisme une double louchette, imperforée du côté sain, perforée pour l'œil strabique.

(1) Bartisch, Οφταλμοδουλεια, das ist Augendienst, Dresde, 1583.
(2) Il Colostro, Vérone, 1642, d'après Bardelli, Annali di oftalmologia, 1898.

Au XVIIIe siècle, on use, dans la cure du strabisme, du masque, des lunettes sténopéiques et des lunettes à tubes.

« Le masque à loucher est composé d'un morceau de velours ou ras de Saint-Maur, où l'on ajoute deux espèces des moules ou boutons creusés et percés, de manière que les ouvertures se trouvent vis à vis de la prunelle des yeux des enfants.

« Les bésicles sont des instruments faits d'ébène creux. Dans leur milieu, du côté qui regarde les yeux, est percé un petit trou, où quelquefois on met un verre qui conserve ces organes. On doit se servir des bésicles nuit et jour pendant quelques années, si on veut redresser sûrement une vue qui aura été longtemps tournée de travers. Ces ouvertures, dans le commencement, doivent être petites : on les agrandit à mesure que l'on s'aperçoit d'un mieux.

« D'autres emploient des tubes noircis en dedans et en appliquent la cavité sur l'œil malade (1). »

Buffon considère le strabisme comme le résultat de l'inégalité de force visuelle des deux yeux : il faut, pour le guérir, raccourcir la vue de l'œil le plus fort. S'il s'agit d'un strabisme ordinaire, on fait porter des lunettes ayant un verre plan, l'autre convexe; le verre plan est placé devant l'œil faible et dévié, le verre convexe, devant l'œil non dévié.

Le strabisme provient-il de ce qu'un œil est myope, l'autre presbyte ? « Je ne crois pas, dit Buffon, qu'on puisse remédier à ce défaut, si ce n'est en portant des lunettes, dont l'un des verres serait convexe et l'autre concave, proportionnellement à la force ou à la faiblesse de chaque œil (2). »

Buffon parlait en physiologiste. Je ne pense pas que ses conseils aient été mis en pratique par les oculistes du XVIIIe siècle, qui restèrent fidèles aux louchettes. Le traitement du strabisme en restera là, jusqu'à ce que les travaux de Donders et de son école soient venus jeter un jour nouveau sur sa pathogénie.

(1) Gendron, *Traité des maladies des yeux*, Paris, 1770, t. II, chap. XI.
Boerhaave (*Des maladies des yeux*, Paris, 1749, in-8°, p. 176) conseille les lunettes à tubes non seulement contre le strabisme, mais aussi contre l'amblyopie. La longueur des tubes doit être de 2, 3 ou 4 doigts ; le diamètre de leur pointe sera d'un tiers ou d'un quart plus étroit que celui de la base, « mais cet instrument est nuisible aux myopes, dit-il, parce que en s'en servant on ne peut voir les objets que de fort près ».
(2) Buffon, *Dissertation sur la cause du strabisme ou des yeux louches*, 19 janvier 174³. Mémoires de l'Académie des sciences, 1743, p. 231.

XIX.

L'opération de la cataracte par abaissement est ancienne. Celse, il y a dix-neuf cents ans, en donna une description si détaillée, que Fabrice d'Acquapendente, au commencement du XVIIe siècle, renvoie à cet auteur ceux qui désireraient connaître les subtilités de cette opération pour la mettre en pratique. Mais la disparition du cristallin crée chez l'opéré de cataracte une hypermétropie forte, qui nécessite l'emploi d'un verre convexe puissant. Sans ce verre, la vision est fort défectueuse. Durant des siècles, les opérés durent se contenter de cette vision indécise : c'était cependant une amélioration appréciable à côté de la perte complète de la vision. Nous ignorons à quelle époque on commença à user de verres pour les opérés de cataracte.

Daça de Valdes est le premier auteur qui en fasse mention : « De ce que la veue, dit-il, a auparavant souffert avec l'humeur des cataractes, elle demeure si débile qu'elle a besoin de lunettes fort hautes en degrés, car tous ceux qui se les ont faict abbattre, ne voyent de loin avec moins de onze ou douze degrés de convexe, et de près, avec vingt. »

Ces verres étaient toujours biconvexes. Par verres de demi-cataracte on entendait, d'après Daça de Valdes, des numéros un peu plus faibles, de 8 à 9 degrés « ils servent pour agrandir la lettre ».

Manzini mentionne les verres *mezza cataratta* ayant une courbure de 0,^{m}095 (10 dioptries), et les verres *cataratta* de 0,^{m}085 de courbure (11 dioptries, 5).

Dechales, qui connaît admirablement tous les phénomènes de la vision, est fort gêné quand il s'agit d'expliquer pourquoi les opérés de cataractes ont besoin de verres très convexes. Il est réduit à supposer que la cataracte est une exsudation du cristallin, qui abolit sa forme lenticulaire (1). C'était un pas vers la localisation de la cataracte dans le cristallin. Avant Dechales, Fabrice d'Acqua-pendente (2), avait observé l'opacification du cristallin chez les

---

(1) Potuit vero formari haec cataracta forsitan ab ipso humore christallino exsudante, ex quo fit ut non turgescat satis sed nimis accidat ad lineam rectam.— *Cursus mathematicus*, Lyon, 1676, t. II, p. 361.

(2) Cum decoquitur omnis cristallinus, exhalatis scilicet purioribus, tenuioribus, et areis aut aqueis partibus quae ipsum diaphanum efficiebant, sic etiam dum impensius condensatur et crassescit, albus similiter efficitur, *quod in senescentibus bobus saepe observavimus.* — *De Visu*, Venetiis, 1600, in-fol., p. 12.

vieux animaux sans se douter qu'il avait sous la main des cataractes. Du Laurens (1) avait noté le pouvoir grossissant du cristallin, sans voir que le verre de l'opéré de cataracte remplaçait la lentille cristalinienne. Et ce point de physiologie restera obscur, tant qu'on n'aura pas reconnu le véritable siège de la cataracte.

Soit que la réussite de l'opération ne fût pas la règle, soit que l'usage des verres de cataracte ne fût pas très répandu, Peiresc raconte comme une curiosité le fait suivant : « M. de Rochemaillet dit avoir observé un vieil Portugais, qui se tient chez le prince de Portugal, et qui porte continuellement à ses yeux des loupes attachées, sans lesquelles à peine se verroit-il conduire ; mais, avec cela, il voit, cognoist et lict tout de mesme qu'un autre (2). »

XX.

Nous avons constaté que jusqu'au XVIIIe siècle, les médecins, en leurs œuvres, se sont occupés des lunettes tout au plus pour en signaler l'existence. Certainement, les oculistes, pratiquant entre le XIIIe et le XVIIIe siècle, ignoraient les premières règles de leur emploi. Ces notions d'optique élémentaire, que nous trouvons dans Daça de Valdes, étaient au-dessus, sinon de leur intelligence, du moins de leur instruction, car il ne faut pas nous dissimuler, que sauf de rares exceptions, l'oculistique ne se relèvera pas au-dessus d'un métier manuel avant les grands ophtalmologistes français du XVIIIe siècle.

L'oculistique, dans la période que nous venons d'étudier, est pratiquée par des chirurgiens barbiers ou de simples charlatans *périodeutes*, c'est-à-dire ambulants ; les uns comme les autres joignaient souvent à l'opération de la cataracte la spécialité de l'opération de la pierre.

Les statuts d'Avignon de 1612 (3), enregistrant que les opérations de la pierre, de la cataracte et de la hernie peuvent être faites par le premier venu, sans aucune maîtrise en chirurgie, parce qu'elles sont du nombre de celles qui s'apprennent par le seul usage, nous

---

(1) « On pense que l'usage des lunettes soit venu du cristallin, pource que le mettant sur un papier escrit, il fait paroistre la lettre deux fois plus grosse qu'elle ne l'est. » — *Discours sur la conservation de la veue*, Rouen, 1600.

(2) Peiresc, *Manuscrits*, cahier V, 1634, p. 453 (Bibliothèque de Carpentras).

(3) *Statuta Avenionis*, 1612, lib. I, rub. 21, art. IV.

représentent les idées de cette époque et nous montrent quelles devaient être a valeur et la science de nos devanciers en oculistique. Non seulement ils étaient ignares, « *non saichant de leur art* », dit Bienvenu de Jérusalem, « *stulti et stolidi* », ajoute Guy de Chauliac, mais encore ils étaient peu nombreux. Il y avait pénurie d'oculistes au XV⁰ siècle, ainsi que le constate Alexander Benedictus (1) : « En Asie, on trouve encore des oculistes de mérite ; en Italie, comme dans les autres contrées de l'Europe, il n'y en a plus ; en Grèce, il n'y a plus même de chirurgie ns.

Cet état de choses se modifie peu dans la période suivante. Au XVIᵉ et au XVIIᵉ siècle, l'oculistique est toujours entre les mains de barbiers ignorants ou de charlatans sans instruction, allant de ville en ville chercher sur les places publiques une clientèle crédule, à qui ils vendent des petites bouteilles, des poudres et des pommades, abattant çà et là quelque cataracte, cautérisant quelque fistule lacrymale, et disparaissant rapidement sans attendre le résultat de leurs opérations. Quelques-uns, plus heureux, mais peut-être pas plus érudits, se glissaient à la cour des grands, sous le nom de *medici ocularii*.

Mercuriale (1530-1606), attestant l'état précaire de l'oculistique à son époque, ne connaît qu'un chirurgien capable d'opérer la cataracte (2).

Dans les Pays-Bas, nous dit Forestus (1522-1597), il y a beaucoup d'oculistes errant de ville en ville ; ils trompent impudemment les malades, leur extorquant de l'argent, promettant beaucoup sans tenir rien (3).

Les chirurgiens de renom se désintéressent de l'oculistique. Fabrice d'Acquapendente (1537-1619), voyant le peu de succès des opérations de cataracte, conclut que les opérateurs travaillent au hasard et sans art. Il a lui-même fait quelquefois cette opération, il y a vite renoncé : d'abord, parce que, au témoignage de Celse, c'est l'opéraion la plus subtile, ensuite, parce que la fixation qu'elle exige de la part du chirurgien lui faisait craindre de s'abîmer la vue (4).

Paré (1510-1590) et son élève et ami Guillemau, commentent Celse et Paul d'Égine et ne paraissent se livrer qu'accessoirement aux opérations d'oculistique : ce ne sont pas leurs œuvres qui relèveront cette science de sa triste situation.

(1) *Humani corporis anatome*, lib. V, cap. xxx, Bâle, 1549.
(2) *Medicinae practica*, lib. I, cap. xxxv, Lugduni, 1617.
3) *Opera omnia*, Francofurti, 1623.
(4) *Oeuvres chirurgicales*, Lyon, 1670, p. 249.

Les lunettes étaient l'apanage des miroitiers-lunetiers, guidés la plupart par les notions vagues d'un grossier empirisme. A côté de ces marchands à boutique ouverte, figuraient les marchands colporteurs, nomades comme les oculistes, et aussi fripons sinon davantage.

Marchands patentés ou ambulants donnaient des lunettes « *à l'aveugle* », à tous et pour tout, sans autre guide que leur intérêt. Les lunettiers habiles et instruits, tel que celui que met en scène Daça de Valdes, étaient *rara avis*. Aussi, Bartisch proteste-t-il contre l'abus des lunettes en Allemagne. Dans son Ὀφθαλμοδουλεία (Dresde, 1583), il insère un chapitre intitulé : « Comment on doit se préserver et se passer des verres et des lunettes. »

Quelque abus qu'il se fût produit, on pourrait ajouter que Bartisch (1) et ses successeurs ignorèrent longtemps l'emploi et la nécessité des verres, et jusqu'à Donders sera applicable à l'ophtalmologie cette plainte de Bacon au XIIe siècle : « Nous manquons surtout de gens connaissant l'optique et ses lois ».

(1) Bartisch connaissait peu l'optique. Un de ses meilleurs arguments contre le port des lunettes est le suivant : « Il est naturel qu'un homme doit mieux voir et distinguer lorsqu'il n'a rien devant les yeux que lorsqu'il y a quelque chose, quelque subtil, transparent et mince que ce soit. » (P. 37.)

CHAPITRE IX.

XXI.

Les premiers verres de lunettes furent taillés dans les couvents par des moines sur des disques de cristal, de verre ou de béryl. Les fabricants spéciaux prirent plus tard le nom de lunetiers. Mildebourg, en 1590, possédait deux artistes lunetiers célèbres : Jean Laffrey et Zacharie Jansen, inventeur du microscope. La taille et le polissage des verres de lunettes étaient, avec le dessin, une des nombreuses cordes de l'arc du juif Baruch Spinosa.

En France, le plus vieux lunetier parisien que je connaisse c'est Chorez, *lunetier a Lisle Notre-Dame, à l'Enseigne du Compas* En 1625, il inventa les lunettes de spectacle binoculaires (1). Un autre lunetier portait pour enseigne, en 1692 : *A la loupe d'or, près de la Croix du Tiroir.*

En Italie, vers 1668, l'opticien Eustachio Divini inventa un microscope composé de deux verres plan-convexes (2).

Porta (1540-1615) raconte la façon dont on fabriquait de son temps les verres de lunettes à Venise.

« On fabrique en Allemagne des boules de verre ayant plus ou moins d'un pied de diamètre. A l'aide de la pierre, on dessine sur elle de nombreux petits cercles que l'on détache. Ces fragments sont apportés à Venise ; avec de la colophane fondue, on fixe un de ces cercles sur un manche en bois. Si on veut faire des lunettes convexes, il faut avoir un disque de fer concave, sa concavité étant plus ou moins accentuée, selon qu'on veut faire des verres plus ou moins convexes. Si, au contraire, il s'agit de faire des lunettes concaves, on prend un disque qui ait la forme des boulets des grandes bombardes d'airain, et dont la surface ait deux ou trois pieds. On répand sur le disque du sable blanc de Vicence,

---

(1) *Manuscrits de Peiresc*, Bibliot. nat., fonds français, n° 931, fol. 281.
(2) *Philosoph. transact.*, 1668, vol. III, p. 842.

appelé saldam, et de l'eau, et l'on frotte vigoureusement jusqu'à ce que la surface de la plaque de verre ait pris la forme du disque concave ou convexe et lui adhère exactement. On sépare, en chauffant, le verre d'avec le manche ; avec de la résine, on colle l'autre face au même manche ; on fait pour cette seconde surface comme pour la première, de façon à avoir de chaque côté une surface convexe ou concave ; on polit ensuite au tripoli. C'est ainsi qu'à Venise on fabrique les grandes lentilles et les lunettes (1). »

Mais Venise n'avait pas le monopole de la fabrication, et les verreries françaises lui faisaient une concurrence sérieuse. On fait en France des lunettes aussi parfaites qu'à Venise, constate Garzoni da Baguacavallo, en 1585 (2).

L'Allemagne fournissait aussi des verres de lunettes, qui jouirent longtemps d'un fort mauvais renom.

Les verres étaient généralement plan-concaves ou plan-convexes. Rendant compte de l'invention du télescope, Galilée raconte qu'il se construisit d'abord un tube de plomb, aux extrémités duquel il adapta deux verres de lunettes, qui avaient tous les deux d'un côté une face plane, tandis que de l'autre l'un des verres était convexe, l'autre concave (3).

Daça de Valdes donne la préférence à ceux qui ont la courbure toute d'un côté. Seuls étaient biconvexes les verres épais servant de loupes, ou les verres pour cataracte.

(1) Conficiuntur in Germania pilae vitreae, quarum diametri longitudo pedalis major minorve. Pila smiri lapide circumsignando in quamplurimos parvos circulos scinditur, qui Venetiis afferuntur. Hic manubrio ligneo glutinantur colophona eliquata : et si convexa specilla facere volumus, clypeum ferreum habeas oportet concavum, qui sit portio magnae spherae, ut plus, minus specilla convexa facere quaerunt, et sit clypeus perfecte expolitus. Si vero specilla concava quaerimus, sit pila ferrea, ut ea, quae majorum aeneorum vi tormentorum exploditur, cujus superficies bipedalis, vel tripedalis, aspergitur supra clypeum, vel pilam arena alba, quae ex Vincentia fertur, vulgo dicta saldame, atque ex aqua valde manibus confricatur, id usque donec superficies illius circuli formam clypei susceperit, scilicet convexam, vel concavam supra pilae superficiem, ut undique illius superficiei adhaereat. Ubi id assecutum fuerit, lento igni manubrium illud calefaciendo, specillum ex manubrio separatur, et ex altera parte eodem manubrio glutinatur colophania, eamdem operam impendendo, ut utraque ex parte convexam vel concavam superficiem suscipiat. Mox tripoli pulvere denuo perfricando, ut exactissimam excipiat expolitionem ; ubi perfecte expolita perspicuam tali pacto reddes : pannum laneum supra linum configunt, aspergitur supra separationis aqua, et tripoli pulvis, adfricaturque diligentissime et perfectam videbis consequi perspicuitatem. Hoc modo et magnae lentes et specilla Venitiis fieri solent. — *Magia naturalis*, liber XVII, cap. xxi, Naples, 1589, in-folio.

(2) In Francia se ne fanno de perfetti et cosi a Venezia. — *La piazza universale de tutte le professioni del mondo*, Venise, 1585, in-4°, cité par Manni.

(3) Duo vitra perspicilla, ambo ex altera parte plana, ex altera vero unum sphoericum convexum, alterum vero cavum, aptavi. — *Sidereus nuntius*, Venise, 1610, p. 6.

Les montures, raconte Daça de Valdes, se faisaient en cuir, en acier, en corne de bufle, en argent ou en or.

Baldinucci (1624-1696) définit les lunettes « un instrument composé de deux cristaux ou verres liés par un fil de laiton, d'argent ou d'autre métal, ou encastrés dans un petit cercle d'os ou de cuir (1). »

Les lunetiers joignaient souvent à la confection des lunettes d'autres industries, et l'alchimie aurait été une de leurs sciences favorites, si nous en croyons Peiresc : « Le dimanche, 22 mars 1622, j'ay veu une lunette, qui grossit un ciron comme une grosse mouche, de l'invention de Cornelius Drebelsius, ou Drubevus, ou Drevbels, d'Almar en Hollande, grandement versé aux méchaniques, qui se vante d'avoir faict le mouvement perpétuel sous l'empereur Rodolphe, et de l'alchimie et de l'or de pareil alloy aux monnoies d'Allemagne, et qui depuis s'est retiré en Angleterre, où il est entretenu par le roy de la Grand Bretagne, et y a faict un navire qui va entre deux eaux capable de porter neuf personnes. Il se promet de faire une lunette de longue veue, capable de distinguer de sept lieues de loing, de multiplier la lumière d'une étoile, de façon qu'elle puisse faire lire une lettre de nuict et esclairer un espace de 3o pas de diamètre (2). »

Jacques Mettius, d'Alcmaer, le soi-disant inventeur de la lunette d'approche, faisait sur ce point concurrence à Drubels : « Le premier inventeur des longues lunettes de Hollande, nommé Jacques Mettius, a inventé un miroir, dans lequel il faict voir le corps de la lune si vaste qu'il a mille pieds de circonférence, qui est plus de

(1) E composito questo instrumento di due cristalli o vetri, legati in un filo d'otone, argento, o altro metallo, o incastrati in cerchieni d'osso o di quoio : tiensi sul naso davanti agli occhi, sicche il raggio visivo che e tra gli oggetti et gli occhi, trepassi per essi. Fannosi gli occhiali di diversa manufattura, propozionata a diversi usi per i quali ce ne serviamo. E primeriamente si ha riguardo se hanno da aiutare la vista corta, overo la debilita : se hanno da servire per veder di lontano o pure de presso. Per la vista corta, ad effeto di veder da lontano, fannosi gli occhiali incavati o concavi, il quali monstrano gli oggetti anche vicini ridotte minori assai de lor esser naturali. Per l'altra, fabricanosi occhiali convessi, dette anche lenti, il quali fanno apparere gli oggetti, ancorche lontani maggiori assai di quello che sono : ed alla proporzione della maggiore o minore sfera a cui risponde la centina sulla quale sono lavorati, ricevono la virtu di ringrandire piu et meno gli oggetti sopra l'esser loro naturale : che pero altri sono detti occhiale di prima, altri de seconda vista, et tanto i concavi que i convessi si fabricano de cristallo o vetro non colorato, ma tersissimo et senza alcuna macchia. (Cité par Manni.)

(2) *Manuscrits Peiresc*, Bibliothèque de Carpentras, t. V, fol. 407. — Peiresc donne ensuite la description de ce microscope. Il se compose d'une lunette à tuyaux enchassés et extensibles, avec diaphragme et deux loupes, la première biconvexe, la seconde plan-convexe.

3oo pieds de diamètre. Il y faict'distinguer nettement comme dans une mappemonde les montagnes et les vallées... Le premier inventeur des lunettes qui font voir les menus insectes, nommé Cornelius Drubels, de la ville d'Alcmaer en Hollande, comme le dict Mettius, a inventé un globe de verre rempli par dedans partie de terre et d'aymant et partie d'eau, dans lequel il faict voir le mouvement perpétuel et la mer avec son flux et reflux (1). »

Il est regrettable que de si belles découvertes ne soient pas parvenues jusqu'à nous.

Le P. Chérubin (2), au milieu du XVIIe siècle, s'est occupé de perfectionner la fabrication des loupes et verres de lunettes. Il a inventé différents instruments pour travailler les verres, pour déterminer exactement le centrage et la forme (instruments qui étaient encore en usage il n'y a pas longtemps, s'ils ne le sont pas toujours). Nous ne le suivrons pas dans les détails trop techniques de son volumineux ouvrage.

Parmi les opticiens français renommés du XVIIIe siècle, nous citerons Thomin, maître et marchand lunetier miroitier, *Au miroir ardent, rue Saint-Jacques*, à Paris. Il a publié un petit traité intitulé : *Instruction sur l'usage des lunettes ou conserves* (Paris, 1746, in-8°). Il donne un procédé curieux pour se procurer un verre identique à celui qu'on possède : c'est de prendre l'empreinte de courbure à l'aide de cire à cacheter.

A côté de la boutique de Thomin était celle de Chevalier. Cette famille a fourni toute une série d'opticiens lunetiers de mérite. Vers le milieu du XIXe siècle, l'ingénieur Chevalier et son thermomètre jouirent d'une réputation, qui leur valut d'être célébrés par Murger dans sa *Vie de Bohême*.

Vers la fin du XVIIIe siècle, Jean Desharys donna une extension considérable à la fabrication des lunettes en France. Il établit de nombreuses fabriques dans le département de l'Oise (Compaux, Ernencourt, Sainte-Samson). Au commencement du XIXe siècle, cette industrie fournissait annuellement neuf cent mille paires de lunettes. A peu près vers la même époque, les fabriques de Franconie livraient chaque année, au commerce international, près de quatre millions (3,756,000) de lunettes ou pince-nez.

(1) Manuscrit anonyme du XVIIe siècle, de la Bibliothèque de Nîmes, n° 212-217.

(2) *La dioptrique oculaire*, Paris, 1671, in-fol.

XXII.

Au XVIIᵉ siècle, les lunettes apparaissent dans les armoiries et sur les pièces de monnaie.

La Chartreuse de Valbonne, dans le Gard, a une paire de lunettes dans ses armoiries. Autrefois, il y eut dans cette contrée boisée des verreries, sur les ruines desquelles s'éleva le couvent qui dut hériter des armes ou des attributs des verriers.

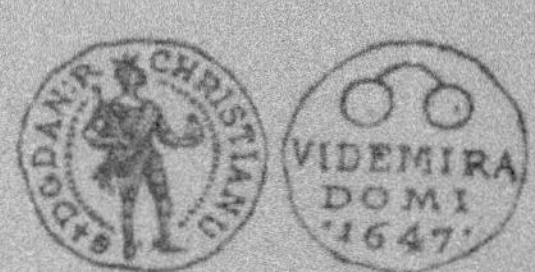

Fig. 14.

Le tokeno anglais de la fin du XVIIᵉ siècle porte des lunettes sur son revers. Un ducat danois (fig. 14), frappé sous le règne de Christian IV, en 1647, présente une paire de lunettes avec la légende : *Vide mira Domini* (1).

XXIII.

En France, les lunetiers faisaient partie de la corporation des bimbelotiers-miroitiers. Mais le nom de lunetier ne figure pas dans les premiers statuts de cette corporation du 23 novembre 1489 (2). Ce mot n'apparaît qu'en 1581, dans les nouveaux statuts donnés par Henri III.

« 11. Item, lesdits maistres dudit mestier pourront faire lunettes de cristal de roche, verre et cristalin de toutes veues, bien polies des deux costez, faire les chassis d'icelles de cuir, cornes et autres estoffes bien et deuement faicts, et non de papier, sur peine de confiscation.

(1) On lit en exergue : CHRISTIANUS D(ei) G(ratia) DAN(emark) R(ex). C'est le demi-ducat d'or du poids de 1 g. 73. Cette pièce, excessivement rare, nous a été communiquée par le Dr Brettauer, de Trieste.

(2) Cependant Jean de Troyes, dans sa *Chronique de Louis XI* (1423-1483), parle d'un écolier nommé maître Pierre Lemercier, fils d'un *lunetier* du palais

« 12. Item, lesdiz maistres pourro   faire toutes sortes de bezicles
de cristal ou cristalin poli des deu   costez, tant en cornes qu'en
estaim (1). »

Les armoiries de la corporation (fig. 15) sont : « d'azur à un
miroir d'argent bordé d'or, accosté de deux lunettes d'argent garnies d'or et surmontées en chef d'une lunette d'approche couchée
de même » (d'Hozier).

La bannière des miroitiers-lunetiers représente S. Clair portant sa tête et entouré de lunettes, miroirs, coffrets, etc. Mais
c'était à l'époque une profession peu renommée, et dans les rôles
arrêtés au Conseil d'État du roi du 5 juillet 1582, les lunetiers,
miroitiers, bimbelotiers ne figurent que parmi « les mestiers de
quatriesme rang, [qui sont les mestiers d'entre les médiocres et
petits ».

Par acte notarié du 22 mai 1680, un contrat d'union intervient
« entre la communauté des doreurs sur cuir et celle des lunetiers-

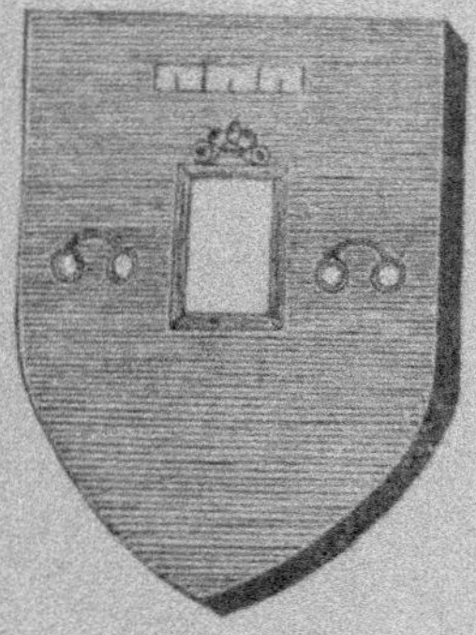

Fig. 15.

bimbelotiers, lesdites communautés n'en faisant plus par ces pré-
sentes qu'une ». Comme patron, ils auront S. Clair et S. Jean
Porte-Latine.

Chaque maître devra donner, le jour de S. Clair, un cierge
de cire blanche d'une demi-livre, et 20 sols pour la confrérie ; les
maîtres devront offrir le pain bénit de quatre ans en quatre ans.

Les lunetiers avaient le droit de vendre les étuis à lunettes, mais les gainiers seuls avaient le droit de les fabriquer. Nous voyons, du 12 mars 1723, une sentence du prévôt de Paris déclarant valable la saisie de 78 étuis à lunettes et autres étuis avec ressort et charnière, sans aucune marque de gainier, saisie opérée par les jurés gainiers chez un sieur Picard, maître miroitier.

Entre ces deux corporations, il dut y avoir à ce sujet de fréquentes difficultés ; une transaction intervint en 1738, et nous voyons, le 21 mars 1739, un arrêt du Parlement autorisant les miroitiers à vendre toutes sortes d'étuis avec les lunettes, à la condition d'acheter les boîtes à miroir chez les gainiers Le même arrêt homologue une délibération des gainiers du 6 mars 1738, déclarant qu'ils pourront doubler de soie leurs ouvrages à l'intérieur comme à l'extérieur, conformément aux droits des miroitiers, et qu'ils s'engagent à laisser aux miroitiers vendre des étuis avec leurs lunettes.

Vers 1720, ceux qui s'occupaient tout spécialement de lunettes et autres instruments de précision, prirent le nom d'opticiens. Les opticiens restèrent dans la communauté des miroitiers, le jeton et les armoiries leur appartenant, mais nuls statuts particuliers ne les réglementaient.

CHAPITRE X.

XXIV. Les vices de réfraction dans les traités d'oculistique du XVIIIe siècle. — XXV. Les troubles de l'accommodation. — XXVI. Détermination optométrique des verres. — XXVII. Qualités des verres, nécessité des lunettes.

XXIV.

Avec le XVIIIe siècle commence pour l'oculistique une période d'élaboration vraiment scientifique : Brisseau, Maître-Jean, Saint-Yves, Pamard, Guérin, Pellier de Quengsy, etc., sont des individualités qui nous sortent des barbiers et des ambulants des siècles antérieurs.

Avec Saint-Yves (1667-1731), les traités des maladies des yeux commencent à s'occuper des lunettes, donnent des indications et des conseils sur leur emploi. Sauvage (1) et Gendron (2) sont les plus complets sur ce sujet.

La presbytie est une conséquence de l'âge. Sauvages explique ainsi cette infirmité : « L'horoptère ou terme de la vision distincte (3) diminue d'environ deux ou trois pouces tous les dix ans ; aussi les objets paraissent-ils confus aux vieillards lorsqu'ils les regardent avec attention ; il leur semble que les caractères sont doubles, qu'ils remuent, qu'ils se croisent. » Le presbyte pour

(1) F.-B. de Sauvages, *Synopsis morborum in oculis insidentium*, Montpellier, 1753, in-4°.

Sauvages était affecté d'une myopie forte. Vers 1732, terminant ses études à Paris, il faillit perdre la vue. C'est ce qui nous explique le soin avec lequel il a étudié tout ce qui se rapporte aux défauts de la vision et aux verres. La plupart des praticiens de son époque étaient très ignorants sur les questions d'optique. Dans Boerhaave, on trouve des naïvetés dans le genre de celle-ci : si l'on préfère un verre concave d'un seul côté et plat de l'autre, il faut que le verre soit creux du double, alors les myopes verront aussi bien qu'ils voyaient en se servant d'un verre concave des deux côtés.

(2) L.-F. Deshais-Gendron (*Traité des maladies des yeux*, Paris, 1770) consacre trois chapitres à l'étude des lunettes : T. II, ch. xxviii, de la vue myope ; ch. xxix, de la vue presbyte ; chap. xxx, des marques par lesquelles on peut connaître si l'on a besoin de lunettes et comment on peut connaître les bonnes.

(3) Les limites de la vision normale sont de quatre ou cinq pouces (de 11 à 13 cent.) pour les objets qui sont près, et de quatorze pieds (4,^{m}62) pour ceux qui sont éloignés et de la grosseur ordinaire des lettres majuscules (Sauvages).

Saint-Yves est celui qui ne peut plus lire à la distance normale de la bonne vue, soit un pied ou 33 cent. La presbytie comprend trois degrés ou foyers, selon que le sujet ne lit plus qu'à un pied et demi, deux pieds et demi ou au-delà.

Gendron et Sauvages font remarquer que si ce sont généralement les vieillards qui ont besoin de lunettes convexes, on trouve aussi des jeunes gens qui sont obligés d'y avoir recours. Chez ceux-ci, Gendron pense qu'il se produit, sous des causes probablement pathologiques, un affaiblissement de la cornée ou un aplatissement du cristallin. Cette notion assez confuse de l'hypéropie ne sera éclaircie que dans le dernier tiers du XIXe siècle, avec les recherches de Donders.

La myopie est la vue courte, la vue des jeunes gens ; le myope a un habitus caractéristique. Voici le portrait qu'en trace Sauvages : « On connaît un myope à ses gestes, à son visage, à son écriture. Par exemple, les myopes mettent le nez sur ce qu'ils lisent, ils regardent du coin de l'œil, et si le papier est trop proche, ils en ferment un. Ils choisissent, soit en lisant, soit en écrivant, les plus petits caractères, pour n'être point obligés de suivre les lignes de la tête. Ils ont besoin de peu de jour, parce que leur pupille est extrêmement dilatée... Les myopes ne regardent jamais en face ceux auxquels ils parlent, et ils n'ont pas besoin de le faire, vu qu'ils ne comprendraient pas mieux à leurs yeux, à leur visage et à leurs gestes ce qu'ils veulent dire, puisqu'ils ne sauraient le voir ; aussi sont-ils fort attentifs, et ont-ils soin de baisser les yeux pour ne rien perdre de ce que l'on dit. Comme ils ne voient point ce qui les entoure, ils sont sujets à tout moment à se blesser. »

Gendron ajoute peu à ce tableau fidèle : « On remarque ordinairement que ceux qui sont myopes ne regardent jamais attentivement ceux qui leur parlent : cela vient de ce qu'ils ne sauraient considérer exactement les mouvements des yeux de ceux qui leur parlent, et par conséquent faire usage de leur vue ; ils sont seulement attentifs à leurs discours, ce qui a fait donner par Pline le nom de *hebetiores* à ceux qui ont les yeux gros et saillants. »

Saint-Yves classe les myopes en trois catégories, selon qu'ils lisent en mettant le livre sur le nez, à deux travers de doigt, ou à un demi-pied.

Comme Piemp, Gendron et ses contemporains pensent que la myopie doit diminuer avec l'âge, par suite du dessèchement des yeux entraînant une diminution de la courbure de la cornée et du cristallin.

XXV.

Nous trouvons au XVIIIe siècle la première observation des troubles asthénopiques de la vision. Saint-Yves les décrit exactement sous le nom d'atrophie de la rétine : « Les remèdes, ajoute-t-il, ne guérissent point cette sorte de maladie, il n'y a que le repos et le peu d'exercice de la vue. Il faut que ces sortes de personnes qui travaillent à des ouvrages fins et brillants, s'ils veulent continuer, se servent de conserves vertes et de lunettes. » Saint-Yves attribue la cause de cette affection à une flétrissure de la rétine, qui fait « que les rayons de lumière, ne recevant point une modification suffisante dans cette membrane, blessent par leur vivacité la choroïde ».

On était, à cette époque, loin d'être d'accord sur l'explication des phénomènes accommodatifs ; les théories se multipliaient et nous trouvons émises les six hypothèses suivantes :

A. La théorie de l'allongement et du raccourcissement de l'axe antéro-postérieur(Kepler, Briggs, Descartes), reprise par Boerhaave, Guérin, Le Cat.

B. La théorie du recul ou propulsion du cristallin (Scheiner, Plemp, Traber), défendue par Porterfield.

C. La théorie de La Hire et Haller : ce sont les mouvements de l'iris qui accommodent l'œil.

D. La théorie du changement de courbure de la cornée (Albinus, Ramsden).

E. La théorie de Jurin, admettant un changement de courbure du cristallin et un changement de forme dans cette lentille, sous l'influence du déplacement de l'humeur de Morgagni.

F. La théorie du changement de courbure du cristallin (Dechales, Scheuchzer), à laquelle se rallie Morgagni ; plus tard, Young en démontre l'exactitude par des expériences faites sur son propre œil.

La physiologie de l'accommodation en restera là, jusqu'à ce que la découverte du muscle ciliaire par Brucke et Muller, et les expériences d'Helmoltz, à la fin du XIXe siècle, viennent éclairer ce point obscur.

XXVI.

Quels verres convient-il de donner? En règle générale, Sauvages recommande à ceux qui doivent se servir de bésicles, de prendre celles « qui 1° font voir les objets d'une manière nette et distincte, sans les grossir si elles sont convexes, ni les diminuer si elles sont concaves, et 2° ne fatiguent point la vue ».

Pour calculer le verre convenant à un presbyte donné, Sauvages donne le procédé suivant : « Je suppose que la distance à laquelle le sujet lit un livre, soit de 24 pouces (66 cent.), et que celle à laquelle les œtoptes voient distinctement soit de 8 (22 cent.). Faites cette proportion : 16 est à 8, comme cette distance de 8 pouces est au quatrième terme que vous cherchez, lequel est 4 pouces, qui étant ajouté à 8, distance à laquelle les œtoptes voient distinctement, donnera 12. Il faut donc choisir un verre également convexe des deux côtés, dont le diamètre soit de 12 pouces (33 cent.), ou un verre plan-concave dont le demi-diamètre soit de 12 pouces. »

Pour chercher le verre convenant à un myope, Sauvages indique le procédé suivant : « Pour déterminer la portée de la vue d'un myope, il appliquera son œil sur un papier percé de deux petits trous faits avec la pointe d'une aiguille, et éloignées l'un de l'autre du diamètre de la prunelle. Il regardera au travers un point noir marqué sur une muraille blanche, en approchant ou reculant l'œil jusqu'à ce qu'il voit un seul point au lieu de deux. Cette mesure servira à déterminer la vue distincte du myope. Pour déterminer le verre on cherchera par l'expérience précédente la distance nécessaire entre l'œil et l'objet, pour que le sujet puisse lire distinctement. Cette même distance sera le demi-diamètre du verre plan-concave, ou le diamètre de la lentille biconcave qui convient au sujet. »

La Hire avait indiqué, en 1696, un optomètre d'une plus grande simplicité. Il se compose de deux trous assez petits percés dans une carte : « Par ces deux trous, on regarde un objet ou un point lumineux; à trois pieds environ (1 mètre), on le voit double. On interpose des verres jusqu'à ce que l'objet soit vu simple. La force du verre concave ou convexe est ce qui manque à cet œil pour le rendre plus parfait. Cette méthode peut servir pour déterminer assurément s'il est nécessaire qu'une vue se serve de lunettes et quelle doit être leur convexité ou leur concavité pour bien voir distincte-

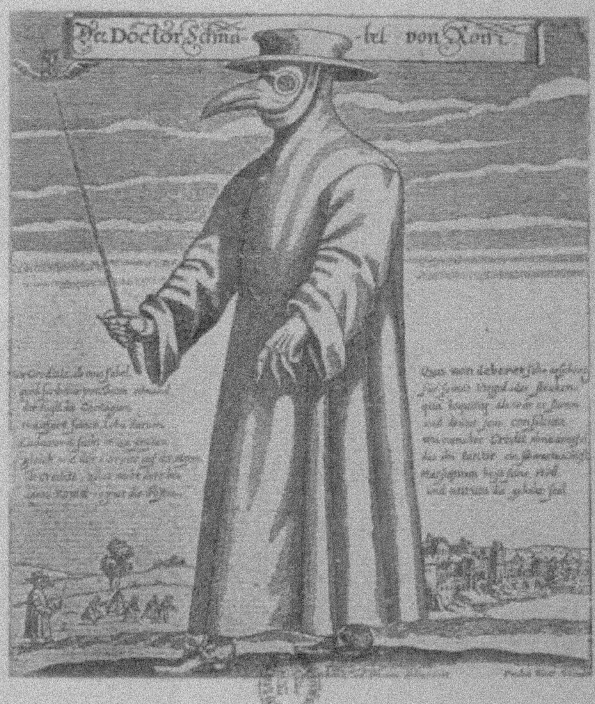

COSTUME CONTRE LA PESTE EN 1656

ment un objet (1). » Je n'ai essayé cet optomètre que sur mes yeux
inégalement myopes : il m'a donné des résultats sensiblement
exacts et bien suffisants pour la détermination pratique de l'amétropie.

Thomin nous apprend que les opticiens-lunetiers avaient sim-
plifié la question, en établissant une échelle qui permettait de
déterminer le verre convenant au myope et au presbyte, sur la
seule indication de la distance de la vision distincte (2).

Selon leur foyer, les verres portent un nom particulier : « Ceux
dont le foyer est court s'appellent bésicles de vieillards ; ceux qui
l'ont plus long, bésicles de jeunes gens ; ceux dont le foyer est à
quatre ou cinq pieds (0.75 à 0,60 dioptrie), conserves ; ceux qui
l'ont très court, comme trois ou quatre pouces (13,8 à 12,5 dioptries),
loupes, biloupes, en latin *cataractae*. » (Sauvages.)

Gendron paraît avoir des idées en optique toutes personnelles. Il
donne l'explication suivante du foyer des verres : « On entend par
verres de six pieds de foyer, ceux par le moyen desquels on peut
voir un objet jusqu'à six pieds de distance et plus aisément
encore à une distance moindre ; les verres de 18 et 12 pouces ne
rendent l'objet bien sensible qu'à la distance de 18 et 12 pouces,
quoiqu'ils le représentent plus grand que naturel, ce que ne font
point les lunettes qu'on appelle conserves. »

Ce n'est pas dans ce sens que l'entend Sauvages. Il explique
bien que par verre de douze pouces on entend celui qui, exposé à
un rayon de soleil dans un endroit obscur, réunit les rayons,
donne son foyer à douze pouces de distance.

Nous ne trouvons nulle part mentionné le procédé des opticiens
pour se rendre compte de la valeur réfringente d'un verre. Ce
procédé consiste à superposer au verre donné des verres de sens
contraire et de valeur connue, jusqu'à neutralisation de toute
réfraction. Daça de Valdes ne l'indique que vaguement quand il
dit : « Les lunettes concaves et convexes sont si contraires les unes
aux autres, que si on les conjoint ensemble elles perdent chacune
leur force l'une avec l'autre, et regardant à travers icelles, elles
paraîtront conservatives. »

<hr>

(1) *Journal des sçavants*, 1696.

(2) L'horoptère, ou le terme de la vision distincte, est la plus petite distance qu'il y
a depuis l'œil jusqu' à l'endroit où l'objet paraît distinctement. Cette distance est
d'autant plus grande que l'objet est plus grand et la lumière plus forte. On appelle
vulgairement horoptère la distance comprise entre l'œil et le caractère que l'on écrit,
laquelle chez les œtoptes est d'environ huit pouces (0m22) ; celui pour les gros objets,
par exemple, pour distinguer le visage d'un homme, est de quelques pieds. (Sauvages.)

XXVII.

La qualité des verres a son importance. Gendron signale les défauts des lunettes communes : « Outre qu'elles sont composées de verre de vitre ou de verre blanc d'Allemagne, elles sont mal faites : 1° leur assortiment est irrégulier, l'un des verres étant ordinairement d'un foyer différent de l'autre ; 2° elles sont mal doucies, ce qui altère leur transparence ; 3° elles ne sont jamais de la même épaisseur dans les deux verres ; 4° leur matière est communément remplie de fils de verre, de bouillons et autres imperfections ; 5° chaque verre n'est pas déterminé à une seule courbure, mais en contient plusieurs de différentes sortes. »

Au point de vue de la nécessité des lunettes, deux opinions sont en présence : « Les uns sont persuadés qu'il faut prendre des lunettes pour conserver la vue, et que le plus tôt est le meilleur, sur quoi ils disent que, pour être longtemps jeune, il faut faire le vieillard de bonne heure, s'imaginant que les lunettes sont des yeux de poche, qui, tandis qu'on s'en sert, laissent leurs organes dans l'inaction et les empeschent, pour ainsi dire, de s'user. » D'autres, au contraire, « malgré le dépérissement de leur vue, refusent de s'assujettir à l'usage des lunettes ». Gendron conclut que la vérité est entre les deux, et qu'il ne faut donner des lunettes qu'à ceux qui en ont réellement besoin.

Constatons maintenant que, toutes ces notions données par les ophtalmologistes du XVIIIe siècle, nous les avions trouvées avec détails dans l'ouvrage pratique du notaire de l'inquisition de Séville : leur science n'a pas ajouté grand' chose à nos connaissances sur ce point.

CHAPITRE XI.

XXVIII.

Sauvages est un des rares auteurs qui repoussent d'emblée tous les palliatifs contre la presbytie, tels que collyres, frictions ou lavages. Ces moyens furent en grand honneur dans l'antiquité et différentes plantes jouissaient de la vertu de conserver la vue. La plus célèbre, au XVIe siècle, mérita le surnom de *casse-lunettes* : c'est l'*euphragia* (*Augentrost*, espoir des yeux des Allemands), prise à l'intérieur sous forme de vin composé. « Il est des témoins dignes de foi, raconte Matthioli dans ses Commentaires sur Dioscoride, qui en ont fait l'essai sur eux-mêmes : ils ne pouvaient lire sans lunettes, et après ce traitement, ils purent déchiffrer sans le secours d'aucunes lunettes les lettres les plus petites(1). »

Borri raconte sérieusement avoir connu une vieille allemande octogénaire, qui pouvait se livrer aux travaux les plus fins sans lunettes, à condition une fois par an, en été, de s'instiller dans les yeux du jus de racine de chélidoine (2).

Ces moyens étaient encore fréquemment recommandés par les auteurs du XVIIIe siècle. Le casse-lunettes de Saint-Yves (3) se compose de sauge, romarin, lavande, thym, absinthe, origan, bleuet infusés dans l'eau-de-vie et employés en lotions : ce collyre est destiné « à ranimer les sucs nourriciers des humeurs de

---

(1) Supersunt testes fide digni, qui fecerunt in se ipsis, et qui non poterant legere sine oculariis, et legerunt postmodum absque ipsis etiam litteram subtiliorem. — Matthioli, *Commentaria,* liber IV, cap. xxxviii, p. 512. Venetiis, 1568, in-fol.

(2) Burri vel Borri, *Epistolae ad Bartholinum de ortu cerebri et usu medico, necnon de artificio oculorum humoris restituendi.* Copenhague, 1669, in-4°.

Borri possédait aussi un remède, fait avec de la chélidoine et du vitriol, capable de régénérer toutes les humeurs de l'œil, même le cristallin : il travailla dans la pierre philosophale pour le roi de Danemark. Hirsch (*Geschichte der Opht.*) le juge en ces quelques mots catégoriques : « Ce fut plutôt un filou qu'un spagyrique. »

(3) *Nouveau traité des maladies des yeux*, chap. xxxii : Des moyens de s'exempter de l'usage des lunettes. Amsterdam, 1767.

l'œil qui se portent alors plus abondamment dans le cristallin pour le rétablir ». Souverain pour les presbytes, il est sans effet sur les myopes, « car aucun remède ne saurait allonger leur vue ».

La formule de Janin (1) est encore plus précieuse, puisqu'elle « perfectionne non seulement la vue des vieillards, mais aussi celle des myopes » : elle se compose d'eau de rose et de plantain, de vert de gris, d'iris de Florence et de sucre candi.

De nos jours, le bluet (*centaurea cyanus*) et quelques collyres à formule secrète ont seuls conservé le nom de casse-lunettes.

XXIX.

Dans la seconde moitié du XVII⁰ siècle, les lunettes deviennent à la mode, tout le monde en porte : « Quelques personnes, constate Guérin (2), pensent qu'il est du bel air d'être myope ; elles affectent de regarder de près ou de se servir de lunettes destinées à ceux qui ont cette indisposition : tout est arbitraire en fait de modes. »

Mercier, dans ses *Tableaux de Paris* (3), déplore que cette mode sévisse surtout dans le sexe faible : « Il y a des grimaces de mode ; d'excellents yeux dissimulent leur perfection pour user d'un instrument inutile et qui n'annonce le plus souvent que de l'affectation. N'en est-ce pas une que celle qui met dans la main de la beauté ce verre qui intercepte le rayon du miroir de l'âme, ce foyer de l'amour, et qui lui enlève ce trait si délicat que l'art et le caprice ne savent que défigurer ? Que devient l'expression de cet organe éloquent, lorsqu'on ne peut l'apercevoir qu'à travers un cristal qui le fatigue ? »

Desmonceaux (4) ne fait que répéter ces critiques : « Il est un autre abus, contre lequel je ne puis trop élever la voix et qui regarde les jeunes gens, surtout ceux qui pour se donner un ton dans la promenade, pour avoir un air distingué dans les spectacles, s'arment d'une lorgnette et viennent hardiment narguer le public avec le secours d'un œil qui ne tarde pas à se ressentir de cette élégance. On ne saurait être trop prudent dans le besoin et usage des lorgnettes. »

Les lunettes sont le sujet favori des fabricants d'énigme. Voici un spécimen de ces très médiocres productions poétiques :

(1) *Mémoires et observations sur l'œil.* Paris, 1772, p. 443.
(2) *Traité sur les maladies des yeux.* Lyon, 1769, p. 189.
(3) *Tableaux de Paris.* Amsterdam, 1782.
(4) *Traité des maladies des yeux et des oreilles.* Paris, 1786, p. 204.

ÉNIGME (*Les lunettes*)

L'histoire au prix de nous découvre peu de chose,
Nous en faisons voir beaucoup plus,
Notre place toujours c'est d'avoir le dessus,
Et le seul piédestal sur lequel on nous pose,
Ne se donnerait pas pour 5oo mille écus.
Incommodes toujours à ceux que nous servons,
On les voit nous ôter et bientôt nous remettre,
Notre solide corps qu'aisément on pénètre,
Peut servir à tout sexe en toutes les saisons (1).

XXX.

Sauvages et Gendron nous renseignent sur les formes de lunettes en usage au XVIII⁰ siècle.

Nous trouvons d'abord les antiques *bésicles*, affectant généralement la forme du pince-nez. La forme lunette était fabriquée aussi, mais sa vogue ne commença qu'au siècle suivant.

Les *manocles* ou *binocles* sont les bésicles que l'on tient à la main, nous dit Sauvages. C'est notre face à main actuel. Le *monocle* était d'un fréquent usage. J'ignore si le monocle du XVIII⁰ siècle s'introduisait dans l'arcade sourcilière, selon la pratique chère à nos élégants actuels ; il est plus probable qu'on le tenait à la main, c'était un *manocle* à un seul verre.

Les *lorgnettes* ou *lunettes d'opéra* étaient binoculaires ou monoculaires, « composées, dit Sauvages, d'un objectif biconvexe et d'un oculaire bicave d'un moindre diamètre, leur tube doit être plus court pour les myopes que pour les presbytes. » On s'en servait non seulement à l'opéra, mais aussi à la promenade, dans la rue, dans les salons. Cet instrument fut à cette époque le *nec plus ultra* de l'élégance.

C'étaient là les formes usuelles ; mais, avec la mode, les montures prirent, sous l'influence des caprices des mondains et de l'ingéniosité de nos ouvriers parisiens, les allures les plus bizarres. On a des verres dans sa canne, dans son chapeau, enchâssés dans un éventail, attachés à une bague, suspendus à un collier, voire même dissimulés dans sa tabatière. « Des verres concaves se montent de plusieurs façons, raconte Guérin, j'en ai vu qui étaient placés dans l'angle d'un chapeau, d'autres proprement enchâtonnés dans une bague. Ils couvrent habituellement un portrait ; il suffit de pousser un petit ressort qui soulève ces verres, alors le myope peut s'en servir pour l'usage. »

1) *Mercure de France*, juillet 1772.

CHAPITRE XII.

XXXI. Les verres protecteurs. — XXXII. Les verres colorés.

XXXI.

L'usage des masques protecteurs pour les yeux et le visage remonte à la plus haute antiquité.

Les Grecques aux belles formes, que chantaient les poètes d'Auguste et dont les jeunes patriciens se disputaient les faveurs, portaient des masques de soie pour garantir leurs yeux et leur visage de la poussière et du soleil. Popea, la favorite de Néron, la rivale de l'incestueuse Agripine, ne sortait jamais sans ce voile protecteur.

La poussière, le vent et la trop vive lumière furent rangés par l'école de Salerne parmi les *nocumenta oculorum*. Dans ses conseils aux voyageurs, Arnauld de Villeneuve, qui professa à Montpellier à la fin du XIIIe siècle, recommande de se couvrir les yeux, pendant l'hiver, avec des choses noires, *oculos nigris rebus cooperire*, pour éviter l'effet nuisible de l'éclat des neiges sur la vue. Il ajoute qu'il est bon en voyage de se préserver de la poussière de la route, ou d'un feu trop vif au gîte, en se couvrant les yeux de quelque chose. Il fallait autant que possible mettre devant les yeux des objets transparents (1). Aussi, dès le début de l'invention des lunettes, nous voyons qu'on fabrique des verres pour les voyages.

L'inventaire du duc de Bourgogne, en 1420, porte «deux béricles ou œillez d'or, de cristal, assis sur un camelot cendré, que l'on met pour la pouldre devant les yeulx, quand l'on chevauche, au bout desquels a deux boutons de perle».

Ces verres sont utilisés en chirurgie. Paré enseigne qu'après la cataracte, « on faict porter au malade devant l'œil taffetas vert ou lunettes, jusqu'à ce qu'il puisse bien tolérer la clarté sans douleur (2) ».

Ces lunettes protectrices sont décrites par Daça de Valdes sous le nom de conservatives : « Les conservatives sont d'une mesme épaisseur en toutes leurs parties... Elles ne servent que pour

---

(1) Les Esquimaux, d'après Chevalier, se servent de lunettes protectrices primitives. Ce sont des pièces de bois en forme de coque, au milieu desquelles se trouve une fente : ils les appellent yeux de neige.

(2) Édition Malgaigne, XVe liv., chap. XXIII.

conserver la veue parfaicte et entière quand elle se lasse, afin qu'elle dure plus longtemps en sa fermeté. » La grandeur des conservatives est indifférente : « Les lunettes estant conservatives, qui ne tiennent aucun degré, elles peuvent estre de la grandeur qu'il plaira à un chascun » Elles ont une action spécifique sur la vue : « Il est certain que la veue est fortifiée par les conservatives. » La raison en est fort simple : « Vous ne sauriez donner un si roide coup sur le pavé avec le pied deschaussé, comme s'il estoit chaussé. » Au XVIII⁰ siècle, on appelait conserves les verres convexes les plus faibles (inférieurs à 0,75 dioptrie) : « Il y a des lunettes unies et plattes appelées conserves... les unes sont de verre vert, les autres de verre blanc... Des convexes, le premier degré grossit très peu, et peut servir de conserves. » (Saint-Yves.)

Au moment de la grande vogue des lunettes, les élégantes, pour aller à la campagne, portent non pas des vulgaires conserves, mais des demi-masques à deux verres, qui garantissent les yeux de l'air et de la poussière que soulève le carrosse.

Parmi les lunettes préservatrices ou protectrices, figure une deuxième catégorie intéressante : ce sont les lunettes prophylactiques contre la peste.

La peste était sensée contagieuse même par le regard. Dès que le médecin entrait dans la chambre d'un pestiféré, le malade devait fermer les yeux. Mais là ne s'arrêtaient point les précautions : « Pendant la peste de Rome de 1656, nous dit la gravure ci-jointe, ainsi allaient les médecins à la recherche des malades atteints de la peste. Pour éviter la contagion, ils portaient un long habit de taffetas, ils avaient devant les yeux de grosses lunettes de cristal, devant le nez un long bec rempli d'aromates ; à la main couverte d'un gant, ils portaient une baguette avec laquelle ils indiquaient ce qu'il y avait à faire (1). » Le cristal de roche passait pour avoir la vertu de purifier les rayons et d'arrêter par sa fraîcheur les émanations dangereuses pour l'œil.

(1) La description de ce costume se trouve aussi dans Manget, *Traité de la peste* Lyon, 1721.

Voici la traduction des seize vers, moitié latins moitié allemands, inscrits à droite et à gauche de la gravure :

Vos creditis tanquam un conte	*Quis non deberet* s'effrayer,
Quod scribitur du Docteur Bec,	Voyant sa *virgulam* d'osier,
Fugit le contage, et sans honte,	*Qua loquitur*, muet par signe,
Aufert son bénéfice avec.	*Et dat consilium* insigne ?
Tanquam corvus, oiseau funeste,	Portant dans son *marsupium*
Il vit *super cadavera*.	L'enfer où bout l'âme d'*aurum*,
Credite mihi, n'allez pas	Chacun *credit cum* le diable,
A Rome, *dum regnat* la peste.	*Ostendens* sa face minable.

XXXII.

Au XVIIIe siècle, la plupart des verres de nos élégants étaient colorés. Manni attribue à ces verres une origine fort ancienne.

En Chine, on userait de verres colorés depuis fort longtemps. Davis (1) raconte que les Chinois ne connaissent pas la fabrication du verre et se contentent de fondre et travailler le verre brut qu'ils se procurent, mais ils ne l'emploient pas pour leurs lunettes; ils se servent pour celles-ci de cristal de roche. Les montures consistent généralement en de simples cordons (fig. 16). « Pour affronter l'éclat du soleil, ajoute-t-il, ils font usage d'un minéral qu'ils appellent *tcha-chi* ou *pierre à thé*, à cause de la ressemblance qui existe entre sa couleur transparente et celle d'une faible infusion de thé noir. C'est probablement du quartz fumeux, ou bien du silxe allié au *cairngoram* d'Ecosse. »

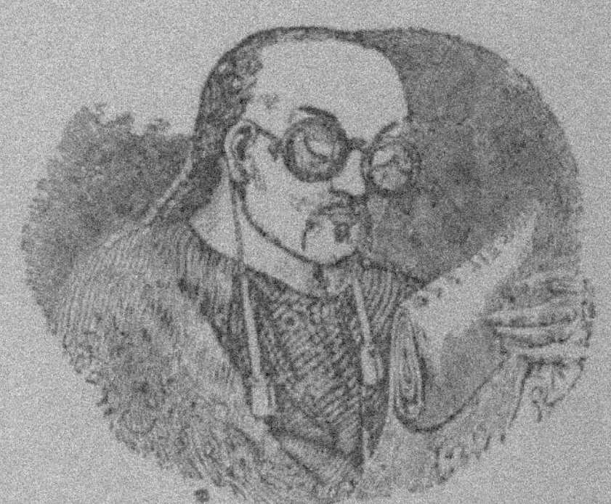

Fig. 16.

D'après ce qui m'a été raconté par un témoin oculaire, voici comment l'ouvrier chinois fabriquerait ses verres : le bloc de cristal, préalablement taillé en cylindre, est monté sur un tour et découpé en lamelles épaisses; avec des instruments primitifs, l'ouvrier donne ensuite à ces lamelles la courbure voulue. Les verres ainsi obtenus sont beaucoup plus larges et beaucoup plus épais que ceux usités en Europe, mais ne présenteraient pas le

(1) *La Chine*, par J.-F. Davis, ancien président de la Compagnie des Indes en Chine, traduit de l'anglais par Pichard. Paris, 1837, t. II, p. 193.

défaut de la double réfraction, ce qui nous montre que les Chinois savent empiriquement déterminer l'axe de ces cristaux. Les Chinois tiennent-ils la connaissance et l'usage des lunettes des Européens, ou bien est-ce le fruit de leur propre ingéniosité? C'est ce qu'on ne saurait décider.

Peiresc (1) et Daça de Valdes sont les deux premiers auteurs chez qui je trouve mentionnés les verres colorés. Daça de Valdes étudie cette catégorie de verres : « Les lunettes conservatives profitent grandement pour cheminer au temps d'hiver, parce qu'elles défendent les yeux de l'air, et si c'est en été de la lumière…. Pourvu qu'elles ne tirent pas sur le jaune et sur le rouge, toutes les couleurs qu'on trouve aux miroirs sont bonnes, et surtout la couleur citrine et le bleu turquin qui est la couleur du ciel… Aussi celles qui tirent sur le verd me semblent estre profitables à la veue, pour estre une couleur agréable… L'autheur de la nature a revestu les herbes et les plantes de couleur verde et agréable, afin d'œillarder les hommes et les en esgayer. Entre les couleurs composées, la verte est la meilleure. »

Baldinucci, vers le milieu du XVIIe siècle, signale ces lunettes de verre plus ou moins coloré, pour faciliter la lecture et préserver l'œil et la vue du reflet du soleil et de la poussière ; elles sont montées sur cuir et s'attachent aux tempes ou aux oreilles (2).

Au point de vue de la couleur, les verres verts rallient presque tous les suffrages ; le bleu turquin et le violet ont peu d'adeptes. L'heureuse influence du vert sur la vue est antérieure à Pline, qui n'a fait que l'enregistrer dans son encyclopédie. Nous avons vu l'émeraude de Néron, l'action qu'exerce cette pierre sur les yeux de ceux qui la contemplent, action que Pline nous représente comme identique à celle du scarabée vert. Le scarabée vert était du moins un remède à la portée de toutes les bourses.

Cette tradition se perpétue. Arnauld de Villeneuve (3), Barnabas

<hr>

(1) Peiresc, dans ses expériences d'optique, en 1632, fait mention « des conserves de verre un peu verdastres et de peu de teinture, garnies en corne blanche et à double archet. » *Manuscrits*, registre V, page 457, in Bibliothèque de Carpentras.

(2) Fannosi occhiali encora per confortar la vista, la quale non venga disgregata, o affaticata dalla bianchezza delle carte nello studiare : e questi si fabbricano di vetro piano colorito, piu e meno carico di colore ; servone in oltre per viaggio, affinche la virtu visiva, o l'occhio, ne dal riflesso del sole et dalla polvere riceva nocumento : ad questo effetto sono loro aggiunte certe strisce di quoio, que ferrandogli alle tempie e alla testa fermangli agli orrechi. — *Cité par Manni*.

(3) Aspectus viridis visum confortat : item si oculus aperiatur in aqua frigida in vaso coloris viridis intuendo. — *Praxis medica*, de regimine sanitatis. Lyon, 1586, p. 11.

de Reggio (1), au XIII° siècle, recommandent, pour soulager la vue, de regarder une émeraude, faute d'émeraude des objets verts, ou bien de plonger les yeux ouverts dans l'eau contenue dans un vase vert.

Les auteurs postérieurs reproduisent cette vieille thérapeutique : « Pour guérir l'éblouissement, nous dit Guillemeau (2), il faut que le malade regarde assidûment des couleurs vertes. »

Dans son discours sur *La conservation de la veue* (3), du Laurens fait aux vieillards, dont la vue comme les forces se fatiguent facilement, les sages et prudentes recommandations suivantes : « L'œil se délecte merveilleusement de la veue des belles femmes : je suis d'advis que les vieillards se contentent de cela (4)... Ils doivent porter quelque riche et précieuse bague, et entre autres le saphir et l'esmeraude, qui conservent plus la veue que le vert et le violet. »

Et comme rien ne se perd, nous trouvons encore trace de la thérapeutique de Pline dans l'abat-jour vert ou les rideaux de même couleur, dont sont encore entourés les malades atteints d'affections oculaires dans quelques hôpitaux.

Au moment de la mode des lunettes, au milieu du XVIII° siècle, la teinte des verres est aussi variée que la forme des montures. Thomin énumère et a dans son magasin les neuf couleurs suivantes : vert céladon, vert de pré, vert de mer, bleu clair, gros bleu, jaune, violet, couleur de vin, rose.

Les traités d'oculistique s'élèvent contre l'abus des verres colorés et les accusent d'engendrer des troubles visuels. Gendron n'en est partisan que dans un nombre de cas restreints : « Dans les cas où l'on aurait l'organe de la vue si sensible, qu'on fût obligé de modérer les rayons de la lumière qui viennent des objets qu'on regarde, on pourra se servir de lunettes composées de verres plans ou d'une couleur un peu verte ou jaune, d'autant mieux que ces couleurs dépouillent les rayons rouges de ce qu'ils ont de trop vif. » En dehors de ces cas pathologiques, il condamne les verres colo-

---

(1) Smaragdus conservat visum debilem et confortat... Post oculi fatigationem confert intueri per fenestras, in quibus sit aliquid parum viride, et intueri aquam viridem in vase viridi, et submergere oculos in ipsa. — *Libellus de conservanda sanitate oculorum*, publié par Albertotti, Modène, 1895.

(2) *Traité des maladies de l'œil.* Paris, 1585.

(3) Rouen, 1600.

(4) De ces sages conseils de du Laurens, je rapprocherai les paroles du médecin arabe du XII° siècle, disant que les deux choses pires qu'il puisse arriver à un vieillard, c'est d'avoir une femme jeune et un bon cuisinier. Et la sagesse des nations, parlant par les dictons et proverbes, nous rappelle que : *Bonjour lunettes, adieu fillettes.*

rés : « Les lunettes vertes, jaunes ou bleues, nuisent cependant à la vue, parce qu'elles l'accoutument peu à peu à voir les objets différents de ce qu'ils sont. » Mais, en revanche, Gendron fait remarquer que, dans certaines professions où l'on doit prendre des verres de presbyte de bonne heure, il y a avantage à prendre ces verres colorés : « Ceux qui travaillent des objets petits, graveurs, ciseleurs, brodeurs, horlogers, doivent prendre des lunettes avant de sentir une atténuation de la vue ; les brodeurs en or ou en argent auraient avantage à les prendre légèrement teintés en vert. »

Desmonceaux repousse les verres colorés et accuse le vert de relâcher les parties nerveuses de l'œil. Il repousse également l'emploi du garde-vue vert. Il est conduit à blâmer aussi l'usage des réverbères dans les rues ; il les accuse d'éblouir les cochers qui écrasent alors les piétons à tort et à travers.

Bernhardt (1) insiste sur la forme des lunettes protectrices ; il reproche aux bésicles en forme de pince-nez d'être un obstacle à la respiration : aussi recommande-t-il comme conserves, à ceux qui sont exposés aux intempéries de l'atmosphère, des verres plans bien polis et légèrement colorés en vert, mais montés en lunettes.

(1) *Optica oculorum vitia.* Jenae, 1707, p. 64..

CHAPITRE XIII.

XXXIII.

A la fin du XVIIIe siècle, paraissent en Angleterre d'importants travaux et de savantes recherches sur ces questions de dioptrique oculaire.

L'Angleterre possédait alors une série d'opticiens, qui joignaient à l'habileté professionnelle des notions scientifiques étendues. Les plus anciens et les plus célèbres de ces opticiens furent les Dollond. John Dollond (1706-1761) avait à Londres le plus important atelier de lunetterie et d'instruments d'optique; son fils, Pierre Dollond (1730-1820), lui succéda et s'associa en 1766 avec son frère John Dollond. Celui-ci, étant mort en 1784, fut remplacé par son neveu Georges Huggins, qui prit le nom de Georges Dollond : c'est ce Georges Dollond qui fabriqua les premiers verres périscopiques.

L'opticien Barton, de Londres, n'est connu que comme le maître chez lequel Ramsdem apprit son métier. Ramsden (1735-1800) s'est fait une célébrité méritée dans l'étude de l'optique et la construction des loupes. Il épousa la fille de Pierre Dollond. A côté de Ramsden, nous devons citer le nom de son modeste collaborateur, Samuel Pierce; celui-ci, pendant 30 ans, seconda son maître : il avait acquis une grande habitude de la pratique des lunettes. Son ami et contemporain Kitchiner a recueilli et publié quelques notes manuscrites de Pierce.

La série des opticiens anglais se clôt avec les Adams : Adams père mourut en 1786, et Adams fils en 1796. Celui-ci avait

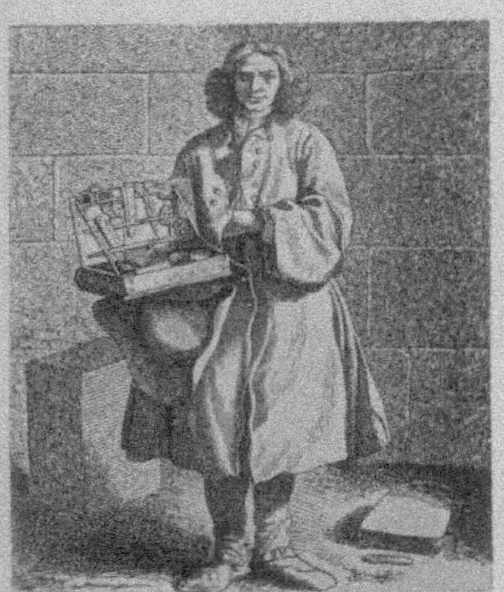

LE BIMBELOTIER-LUNETIER AMBULANT EN 1740

D'APRÈS BOUCHARDON

publié, en 1789, un intéressant ouvrage sur la vision, dans lequel il traite longuement la question des lunettes (1).

Parmi les médecins qui se sont occupés de ces questions, citons Crisp (2), Ware (3) et Wells (4).

Les travaux de ces différents auteurs fournissent un chapitre d'autant plus intéressant que l'école allemande fit rapidement oublier les résultats de leur sage pratique.

XXXIV.

« La myopie, nous dit Adams, est un défaut qui n'a aucun rapport avec l'âge, et pour lequel il n'existe pas de règle fixe permettant de déterminer à *priori* le verre convenant au sujet... Les myopes doivent essayer différents verres et choisir ceux qui leur conviennent le mieux et leur font voir le plus nettement les objets à différentes distances. »

Ware note que la myopie apparaît généralement entre 16 et 18 ans. Ses causes sont, d'après tous les auteurs anglais, un vice de construction de l'appareil dioptrique de l'œil.

Wells a observé que les myopes faibles, arrivés à un certain âge, tout en restant obligés de se servir de verres concaves pour la vision de loin, sont obligés de quitter leurs lunettes pour lire. Voici comment il explique ce fait : « Le pouvoir qu'a l'œil de s'adapter aux différentes distances étant aboli ou considérablement diminué, le point ou le petit espace dans les limites duquel est bornée la vision distincte étant peu éloigné, coïncide avec la distance à laquelle le sujet avait l'habitude de lire. »

De ce fait, il faut bien se garder de déduire que la myopie diminue avec l'âge : « L'opinion que la myopie diminue avec l'âge, me paraît mal fondée. De ce que ceux qui ont une bonne vision dans leur jeunesse, avec l'âge deviennent presbytes, soit par suite de l'aplatissement de la cornée, soit par suite de changements de structure de l'œil, on conclut que les myopes, éprouvant les mêmes

(1) Georges Adams, *An Essay on vision briefly explaining the fabric of the eye and the nature of vision.* London, 1789. Traduit en allemand par Kries : Amsterdam, 1792, et Gotha, 1800.

(2) Crisp, *On vision.* London, 1796.

(3) In Philosoph. transact., v. 163, p. 31.

(4) William Wells, *An essay on single vision with two eyes, together with experiments and observations on several other subjects in optics.* London, 1792.

changements, doivent devenir capables de percevoir les objets éloignés. La nature paraît suivre une voie toute différente. Je connais quatre personnes myopes, ayant 54 et 60 ans : deux n'ont éprouvé, depuis leur jeunesse, aucune modification dans leur vue ; les deux autres ont constaté que leur myopie augmentait avec l'âge. »

Ware a observé sur lui-même que la myopie ne décroît pas avec l'âge : à 55 ans, il a été obligé de prendre un verre concave plus fort. Adams raconte qu'il n'a pas connu une seule personne myope, chez laquelle la myopie ait diminué avec l'âge ; au contraire, il a observé de nombreux sujets qui, avançant en âge, avaient besoin de verres concaves de plus en plus forts pour corriger leur myopie croissante. Cependant, pour Adams, les verres concaves ne sont pas aussi parfaits ni aussi avantageux que les verres convexes : « L'avantage que le myope retire des verres concaves n'est pas aussi considérable que celui que les presbytes retirent des verres convexes. Ces derniers verres, non seulement grossissent l'objet, mais encore amènent plus de lumière dans l'œil. Les verres concaves rapetissent les objets et diminuent la quantité de lumière, en rendant les rayons divergents ; aussi, lorsque les objets ne sont ni très gros ni très brillants, le myope ne les voit pas, avec le verre concave, aussi bien que ce que le promet la théorie. La cause qui fait que les objets nous paraissent indistincts, c'est le manque de grosseur et de lumière, et ces deux conditions sont exagérées par les verres concaves. »

Ware met les sujets myopes en garde contre les verres trop forts. Entre les deux verres qui font voir avec la même netteté, on doit toujours choisir le plus faible ; l'usage des verres trop forts tendrait à faire augmenter la myopie.

Le myope, désirant se procurer un verre, peut n'avoir pas d'opticien à sa portée. Dans ce cas, voici comment il faut opérer, d'après Adams : le sujet envoie la distance de sa vue distincte ; on multiplie cette mesure par la distance à laquelle le sujet veut voir avec le verre, et on divise le produit par la différence de ces deux nombres. Le quotient est la distance focale du verre cherché.

Cette règle empirique m'a paru exacte, vérifiée sur moi. Mon œil gauche est myope de six dioptries, je ne puis lire qu'à 16 centimètres, je voudrais lire à 30 ; selon la règle d'Adams, $30 \times 16 = 486$; d'autre part, la différence de 30 à 16 est 14, et 486 divisé par 14 donne 34, soit un verre de trois dioptries. Il est évident qu'avec ce verre mon *punctum remotum* se trouve reporté à environ 30 centimètres.

Les presbytes doivent user de verres convexes, dès que le besoin commence à s'en faire sentir : « Les verres, nous dit Wells, soulagent les yeux et retardent leur aplatissement. Lorsqu'on n'a pas recours à leur aide, l'aplatissement augmente considérablement, et les yeux s'affaiblissent par l'effort qu'ils sont obligés de faire. Tout retard est dangereux, et plus ceux qui sentent le besoin de verres en diffèrent l'emploi, plus augmente le dépérissement de leur vue. »

Adams répète les conseils de Wells : « Lorsque l'œil devient sensiblement plus aplati, tout délai est dangereux : plus ceux qui se trouvent dans la nécessité d'avoir recours à ce moyen artificiel tardent, plus la faiblesse de leur vue augmente. Trop de gens ajournent l'emploi des lunettes jusqu'à ce qu'en définitive ils soient obligés de prendre des verres de 10 à 12 pouces de distance focale, au lieu de verres de 36 ou 40 pouces dont ils auraient pu se contenter plus tôt. Ils se créent une infirmité pour éviter un mal imaginaire. » A l'appui de sa thèse, Adams rapporte les observavations de Thomin. Thomin a vu une jeune dame, qui par fausse honte avait différé d'avoir recours aux lunettes : quand elle voulut en user, elle fut obligée de prendre celles qui conviennent habituellement aux opérés de cataracte. Et ce cas, d'après Thomin, ne serait pas unique. Par contre, Adams cite de fréquents exemples de personnes qui, au premier symptôme de faiblesse de la vision, se sont servies de lunettes de grande distance focale, et ont ainsi ramené leurs yeux à l'état antérieur, et ont pu, après quelques années, laisser leurs lunettes de côté.

A quels signes reconnaît-on que le besoin de lunettes commence à se faire sentir ? Adams les énumère : 1º lorsqu'on est obligé d'éloigner les petits objets à une certaine distance de l'œil pour les apercevoir nettement ; 2º lorsqu'on est obligé d'avoir recours à plus de lumière qu'auparavant, pour faire un travail habituel ; 3º lorsque, de près, les objets apparaissent flous et comme couverts d'un nuage ; 4º lorsque, en lisant ou en écrivant, les caractères chevauchent ou apparaissent dédoublés ; 5º lorsque les yeux se fatiguent rapidement dans le travail et obligent à interrompre fréquemment.

Quelle règle doit-on suivre dans le choix des verres convexes ? Adams nous répondra : « On doit insister sur ce point, le grossissement n'est pas la chose principale à observer, au contraire ; pour que les lunettes conviennent, il faut qu'elles nous fassent voir clairement et avec facilité à la distance à laquelle nous avions

l'habitude de lire ou travailler avant d'avoir recours à leur emploi. »
On reconnaît qu'elles sont trop fortes lorsqu'elles grossissent les
objets et nous obligent à beaucoup trop les rapprocher de l'œil.
A mesure qu'augmente l'aplatissement du globe, on doit prendre
des verres de plus en plus convexes.

Lorsqu'il n'a pas d'opticien sous la main, le presbyte agira
comme le myope : il enverra la distance de sa vue distincte et la
distance à laquelle il veut voir ; on multiplie ces deux distances,
on divise par leur différence, le quotient obtenu est la distance
focale du verre demandé.

Au XVIII⁰ siècle, nous a appris Thomin, on avait établi empiriquement une échelle donnant le verre correspondant à l'âge du
sujet. Pierce montre les dangers d'une pareille pratique et les
erreurs qui en résultent : « On ne peut donner une règle fixe pour
connaître le numéro correspondant à l'âge. Selon le sujet, la vue
est plus ou moins affaiblie. Beaucoup de jeunes gens, autour de
20 ans, se sont adressés à moi, parce que sans des verres de six à
huit pouces ils ne pouvaient lire ou écrire, tandis que j'ai connu
des vieillards de 80 ans, qui lisent de fins caractères sans lunettes.
J'ai connu une personne qui commença à user de lunettes à
40 ans ; quelque temps après, elle dut changer ses lunettes pour
d'autres plus fortes, et quoiqu'elle ait 80 ans, avec ces dernières
lunettes de 14 pouces, elle y voit encore pour lire de très petits
caractères. »

<h2 style="text-align:center">XXXV.</h2>

« Les opérés de cataracte, nous dit Adams, ont besoin de verres
forts pour distinguer les objets éloignés. Habituellement, ils ont
besoin de lunettes pour la vision de près et de lunettes pour la
vision de loin. La distance focale nécessaire varie entre 6 pouces
et 1 pouce 1/2. »

De l'absence complète d'accommodation chez les opérés de cataracte, Adams conclue que le cristallin doit jouer le rôle le plus
important dans les phénomènes accommodatifs.

Bien des sujets ont besoin de lunettes, mais il y en a d'autres
qui veulent porter des lunettes sans en avoir besoin. Ramsden
racontait à Kitchiner qu'il avait eu souvent beaucoup de peine
pour persuader à des gens qu'ils n'avaient pas besoin de lunettes,
beaucoup plus de peine qu'il ne lui en avait fallu pour trouver des
verres convenant à des yeux imparfaits. Après avoir essayé toute

la série des verres, en dernier ressort, il donnait à ces porteurs acharnés de lunettes des verres plans, et alors ceux-ci de s'écrier : « Enfin, avec celles ci je vois tout à fait clair. Pourquoi ne pas me les avoir données d'abord ? »

Il y a aussi des vieillards qui considèrent comme une calamité de pouvoir lire sans lunettes Ramsden reçoit un jour la visite d'une dame de 79 ans, qui le prie de lui chercher des lunettes : en vain elle s'était adressée à plusieurs opticiens, elle n'avait rien trouvé à sa convenance. Après avoir essayé toute la série des verres, tant concaves que convexes, la vieille dame s'écria avec un soupir : « Non, non, aucune de ces lunettes ne me convient, je vois beaucoup mieux avec mes yeux. Je suis bien malheureuse à mon âge de ne pas trouver de lunettes pour lire ! » Ramsden, pour la consoler, lui fit observer que bien des vieillards avaient comme elle la vue affaiblie au point de ne plus pouvoir lire. « Mais vous faites erreur, lui répondit la cliente, je ne vous ai pas dit que je n'y voyais plus assez pour lire : je lis parfaitement et aussi longtemps que je veux ; je me plains seulement d'être, à mon âge, obligée de lire sans lunettes ! »

XXXVI.

Comme montures, les opticiens et les oculistes anglais recommandent le binocle ou les lunettes, ils repoussent comme dangereux l'usage du monocle ou du manocle à un seul verre. Adams raconte que, tandis qu'il n'a pas connu une seule personne myope qui ait été obligée d'augmenter ses verres, s'étant dès le début servie de lunettes, par contre il aurait à citer de nombreux exemples de gens se servant du monocle, qui ont été obligés à plusieurs reprises d'augmenter la force de leurs verres concaves.

Voici la forme du binocle qui avait été inventé vers le milieu du siècle par Adams père.

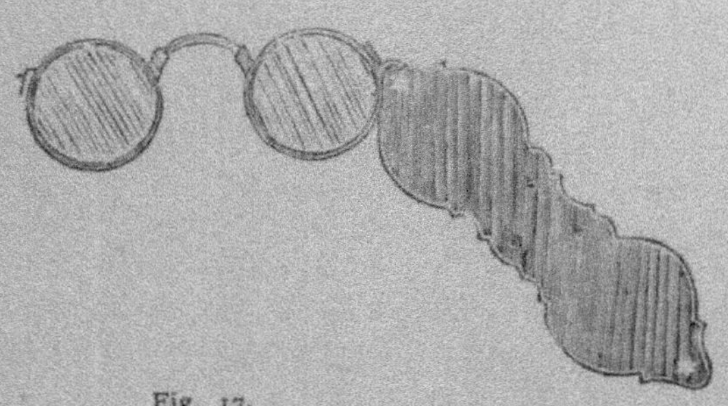

Fig. 17.

La fin du XVIIIe siècle vit naître une combinaison nouvelle : les lunettes à diaphragme. C'était le trou sténopéique, combiné avec un verre, tel que l'avait indiqué Daça de Valdés. Voici l'opinion d'Adams sur cette nouveauté : « Le désir naturel qu'ont les marchands d'élargir le cercle de leur négoce et de grossir leur réputation, a été cause d'inventions et de modifications qui ont fait un tort égal à la science et au public. Parmi ces inventions, figurent les lunettes à diaphragme. L'inventeur de ces lunettes est arrivé à persuader à de nombreuses personnes, séduites par l'attrait du nouveau, que ses lunettes avaient une valeur incontestable et étaient d'une grande utilité. Mais maintenant on a fini par estimer ces lunettes à leur juste prix, et leur action néfaste est assez connue pour que, seules quelques rares personnes qui s'y étaient habituées, aient continué à s'en servir. »

Pour Adams les verres colorés doivent aller rejoindre dans leur oubli les lunettes à diaphragme. Deux raisons ont fait employer les verres verts : d'abord la croyance en l'action bienfaisante du vert sur la vue, ensuite la pensée qu'on adoucirait ainsi la lumière arrivant à la rétine. Pour que les lunettes répondissent à cette première indication, il faudrait qu'elles colorent les objets et leur communiquent les qualités inhérentes au vert, ce qui est impossible. Ensuite, en vertu de la loi du contraste, Adams pense que lorsqu'on enlève les lunettes vertes, les objets doivent apparaître rouges, et qu'ainsi on fatigue la rétine plus qu'on ne la ménage.

Crisp a étudié l'effet que produit sur l'œil le port de lunettes ayant chaque verre de couleur différente. L'objet est vu alors par la vision binoculaire avec une teinte intermédiaire entre celles qui arrivent aux rétines. Un verre bleu et un verre jaune superposés donnent du vert intense : avec des lunettes ayant un verre bleu, l'autre jaune, la couleur intermédiaire est verte, mais moins pure et mélangée de blanc. Ce sont là d'ailleurs des expériences, le port de pareilles lunettes ne pouvant qu'être nuisible à la vue.

CHAPITRE XIV.

XXXVII.

Au commencement du XIXᵉ siècle, les ophtalmologistes paraissent méconnaître les études antérieures de dioptrique oculaire.

Scarpa (1) n'effleure même pas ce sujet, qu'il abandonne à la pratique aussi ignorante qu'intéressée des opticiens. Beer (2) étudie longuement la myopie et la presbytie ; mais, fidèle à ses habitudes, il ne fait qu'embrouiller un peu plus la question. Il introduit un nouveau facteur dans l'étiologie de ces affections : la *tu gor vitalis*. Est-elle abondante, il y a myopie ; fait-elle défaut, la presbytie apparaît. C'était un retour vers les théories galéniques.

D'ailleurs, il n'y a pas lieu de s'inquiéter beaucoup de la myopie, puisqu'elle diminue graduellement avec l'âge : « C'est un fait d'observation incontestable que l'œil avec l'âge devient plus aplati et plus court, en même temps que diminue la *turgor vitalis*. Aussi est-il évident qu'une myopie congénitale doit diminuer avec l'âge. »

Dans cette espérance, il faut bien se garder de modifier sa myopie par des verres : « Lorsque un vrai myope dans sa jeunesse se passe autant que possible de lunettes, il a lieu d'espérer sûrement qu'arrivé dans sa trentième année, sa vision commencera à s'améliorer, de façon que, vers 40 ans, il pourra voir convenablement les objets éloignés (3). »

Quant au port des lunettes, il aboutit à l'augmentation de la myopie : « Celui qui ne suit pas cette règle sera fréquemment obligé de changer de lunettes, de prendre des verres de plus en plus forts, jusqu'à ce qu'il ne puisse plus laisser de côté ses lunettes, même dans sa chambre. »

(1) *Traité des maladies des yeux.* Paris, 1802-1811.
(2) *Lehere von den Augenkrankheiten*, t. II, p. 649. Vienne, 1817.
(3) *Pflege gesunder und geschwächter Augen.* Vienne, 1800, p. 167.

Voici d'ailleurs les signes auxquels on reconnaît qu'un sujet a besoin de verres : « 1° Lorsque le globe et surtout la cornée sont extrêmement bombés, ce dont on s'aperçoit en regardant l'œil obliquement ; 2° lorsque le sujet ne peut écrire que très fin et manque la forme des lettres s'il veut écrire gros ; 3° lorsqu'au crépuscule il lit facilement de petits caractères, alors qu'un œil sain pourrait à peine lire de gros caractères ; 4° lorsqu'il ne voit pas les gens à deux pas ; 5° lorsque pour avoir un objet éloigné, tel qu'une chaise, une table, il cligne les paupières. » Cette symptomalogie est, on le reconnaîtra, aussi vague et aussi peu scientifique que possible, et ne cadre qu'avec les cas de myopie excessive.

Beer indique le moyen suivant pour prévenir la marche de la presbytie : « Le seul moyen contre l'augmentation de la presbytie est une constante occupation des yeux sur de petits objets et le soin d'éviter les promenades où l'on est obligé de regarder les objets de loin. » Si, malgré ce traitement énergique, la presbytie continue à marcher avec l'âge, en désespoir de cause, on usera de temps en temps des lunettes.

Demours (1) n'a rien de personnel : il emprunte à Sauvages ses études sur la myopie et la presbytie.

Weller (2) consacre aux lunettes un chapitre spécial : la *turgor vitalis* dispute aux modifications pupillaires l'honneur de produire les troubles réfracteurs : « un rétrécissement de la pupille devenu habituel peut produire la presbyopie, tout comme une trop grande dilatation de cette ouverture peut occasionner la myopie. »

L'opinion de Beer que la myopie diminue avec l'âge est soutenue par la plupart des auteurs « A mesure que l'on s'avance en âge, dit Weller, l'œil s'aplatit de plus en plus. Il en résulte que l'organe affecté de myopie est insensiblement ramené à son état normal. »

Nous rencontrons avec Lawrence (3), un des rares adversaires de cette théorie : il déclare catégoriquement que cet espoir est vain et que la myopie peut rester stationnaire, mais ne diminue pas avec l'âge.

Quant au choix des verres, voici le sage conseil que donne Lawrence : « Le malade doit choisir le verre qui convient le mieux à ses yeux, c'est-à-dire celui avec lequel il voit le plus clairement les objets. »

(1) *Précis historique et pratique des maladies des yeux*. Paris, 1821.
(2) *Die Krankheiten des menschlichen Auges*. Berlin, 1819.
(3) *Traité pratique des maladies des yeux*, p. 382. Paris, 1830.

Mais l'opinion courante et classique est la suivante : les myopes et les presbytes doivent porter des lunettes plutôt faibles que fortes et en changer rarement. Carron du Villars (1) ajoute qu'il connaît des myopes et des presbytes, qui se sont rendus aveugles en faisant le contraire.

Weller et Boyer (2), plus catégoriques, assurent que les verres forts augmentent la myopie et la presbytie.

Pour Réveillé-Parise (3), les verres concaves sont le principal facteur étiologique de la myopie : « Une des principales causes qui ont rendu la myopie si fréquente en Allemagne, en France, en Angleterre et en Italie, c'est l'abus qu'on a fait des verres concaves. » Aussi Réveillé-Parise interdit-il absolument l'usage des verres concaves : « Les verres concaves sont pernicieux à la vue : ils ne produisent réellement d'effet qu'en ébranlant et en excitant fortement la rétine (4). »

Pour les opérés de cataracte, nous trouvons des conseils particuliers : on doit attendre que plusieurs mois se soient écoulés pour leur faire porter des lunettes. Pourquoi cette prohibition ? Parce que, nous dit Weller, s'ils prenaient des verres trop tôt, les malades seraient obligés d'en porter de plus en plus forts. Pour Carron du Villars, les verres, exaltant l'image des objets sur la rétine encore surexcitée, pourraient causer l'amaurose.

Il ne faudrait pas cependant croire que la dioptrique oculaire, si bien étudiée au siècle précédent, soit complètement tombée dans l'oubli. Malgré l'influence désastreuse de Beer, qui substituait la *turgor vitalis* aux lois de la réfraction, deux petits ouvrages parurent, l'un en Angleterre, l'autre en Allemagne, qui nous reposent agréablement des billevesées de l'école de Vienne. Le premier de ces ouvrages est l'œuvre du docteur Kitchiner, de Londres ; il est intitulé : *L'économie de l'œil, ou instruction pour la conservation et l'amélioration de la vue, avec remarques sur le port des lunettes,*

<hr>

(1) *Guide pratique pour l'étude et le traitement des maladies des yeux*, t. II, p. 551. Paris, 1838.

(2) *Traité des maladies chirurgicales.* Paris, 1814-1826.

(3) *Hygiène oculaire ou conseils aux personnes dont les yeux sont faibles et d'une grande sensibilité, avec de nouvelles considérations sur la myopie ou vue basse*, dernière édition. Paris, 1845.

(4) Bien avant Réveillé-Parise, au XVIIIᵉ siècle, Haller avait fait aux verres concaves le même reproche : Oculi vero ab vitrorum concavorum usu dolent et sensim occalescunt.... *quare cavendum est a vitris nimis concavis, quae morbum augent dum retinae sensum minuunt.* Elementa phys., t. IV.

l'emploi de la lorgnette et du télescope. Publié vers le commencement du siècle, il fut traduit en allemand en 1825 (1).

Le second ouvrage, travail bien moins important, a paru en Allemagne, en 1824 ; il est anonyme et porte pour titre : *Sur les yeux, leurs maladies, la myopie, la presbytie, les lunettes, ou courte instruction pour conserver une bonne vue et améliorer une vue défectueuse, tirée des écrits des oculistes et opticiens les plus renommés* (2).

La première chose que nous déclare l'auteur anonyme allemand, c'est que ceux qui condamnent l'emploi rationnel des lunettes n'ont d'autre excuse que leur ignorance : « Quel que soit l'avantage que nos yeux retirent des lunettes, on n'en a pas moins pensé que leur usage était plus nuisible qu'utile : la plupart du temps c'est qu'on ignore la façon correcte de les employer ou qu'on ne veut pas l'apprendre, jugeant ces notions futiles. » Ont besoin de lunettes les myopes et les presbytes. Kitchiner insiste sur ce fait que la presbytie n'a d'autres causes que l'âge, c'est une conséquence naturelle de l'affaiblissement de l'organisme : « La nature a voulu que, vers 40 ans, les meilleurs yeux n'aient plus le privilège, qu'ils avaient dans la jeunesse, de s'accommoder de façon à distinguer les objets à toutes distances. Ce pouvoir accommodateur diminue progressivement jusqu'à son entier anéantissement, et ceux chez qui, avec le temps, cette perte est complète, voient encore très bien de loin, mais sont incapables de rien distinguer de près. » Aussi a-t-on pu établir empiriquement un tableau indiquant approximativement le verre qui convient selon l'âge du sujet. Voici ce tableau donné par Kitchiner :

40 ans, verre de 36 pouces de distance focale.
45 ans,   —   30   —
50 ans,   —   24   —

(1) William Kitchiner, de Londres (1757-1817), fut un praticien célèbre par l'originalité de son caractère autant que renommé pour son talent ; il a laissé un certain nombre d'ouvrages. Hirsch et Gurlt ne lui ont pas fait l'honneur d'une citation dans leur trop incomplet Dictionnaire des médecins célèbres. Je n'ai eu entre les mains que la traduction allemande de l'ouvrage de Kitchiner : *Die Oeconomie der Augen, oder Vortschriften zur Erhaltung und Verbesserung des Gesichts nebst Bemerkungen über das Tragen der Brillen und den Gebrauch der Opernguker, so wie astronomischer und terrestricher Telescope,* von William Kitchiner, M. D., aus dem Englischen. Weimar, im Verlage des priv. Landes-Industrie-Comptoirs, 1825, petit in-8° de 220 p.

(2) *Ueber Augen, Augenubel, Kurzichtig- und Weitsichtigkeit, Brillen und Fernglaser, oder kurze Anweisung ein gutes Gesicht zu erhalten und ein mangelhaftes zu verbessern. Aus den Schriften bewahrter Augenärzte und Optiker gezogen.* Eichstadt, bei Beyer ; Leipzig, bei Barth, 1824, petit in-8° de 94 p.

55 ans, verre de 20 pouces de distance focale.
60 ans,   —   16   —
65 ans,   —   14   —
70 ans,   —   12   —
75 ans,   —   10   —
80 ans,   —   9   —
85 ans,   —   8   —
90 ans,   —   7   —
100 ans,   —   6   —

« Ce tableau, ajoute l'auteur anglais, est fondée sur l'expérience : il est aussi exact que peut l'être une pareille détermination. Mais j'ai déjà fait remarquer qu'aucune règle ne supporte d'aussi nombreuses exceptions. Bien des gens ont besoin de verres avant l'âge de 40 ans, et par contre d'autres ne sont obligés d'y recourir que beaucoup plus tard. J'ai rencontré un certain nombre de jeunes gens de 20 ans, qui ne pouvaient lire ou écrire sans des verres de six à huit pouces de foyer ; de même, j'ai connu des vieillards de 80 ans, qui lisaient de très petits caractères sans lunettes. »

Quand doit-on user des verres de presbyte? Dès qu'apparaissent les premiers symptômes de la diminution de la vision de près : « Dès qu'on ne peut plus lire de fins caractères à la lumière d'une bougie, on doit supposer que, douze mois plus tard, on sera obligé d'avoir recours aux lunettes, même en plein jour. » Et il faut user des verres dès qu'on en éprouve le besoin : « S'obstine-t-on et refuse-t-on à son œil le secours de l'art, sans lequel il ne peut voir qu'avec fatigue, on agit aussi inconsidérément que si on se refusait à manger lorsqu'on est affamé. »

Quels verres faut-il prendre? Kitchiner insiste de nouveau sur ce point qu'il ne faut pas s'en rapporter à l'échelle empirique des opticiens : « Rien de si erroné que l'idée communément admise comme une règle fixe qu'on peut calculer la force du verre selon l'âge du sujet. La seule méthode rationnelle est l'essai des verres, de façon à se rendre compte exactement quel est celui qui convient à la vue : on doit choisir les verres avec lesquels on lit à la même distance et avec la même facilité qu'avant que les yeux aient commencé à faiblir, c'est-à-dire ceux avec lesquels les caractères apparaissent nets et de grandeur naturelle à la distance habituelle. » Il faut se rappeler que la force des deux yeux est souvent inégale et faire l'essai du verre pour chaque œil successivement : « On doit lire avec chaque œil séparément, de façon à s'assurer si le même verre convient aux deux yeux et les fait également voir à la même distance. »

L'auteur anonyme allemand insiste encore plus que Kitchiner sur l'anisométropie et la nécessité de donner dans ces cas à chaque œil le verre qui lui convient : « Il y a des personnes dont les yeux ont une distance focale et une vision différente dans chaque œil, avec un degré de myopie ou de presbytie différent pour chaque organe, ou bien un œil est myope, l'autre presbyte. Dans ces cas, on doit employer des lunettes avec un verre convenable pour chaque œil. »

La presbytie, surtout à ses débuts, est plus apparente le soir que pendant le jour, l'œil se fatiguant davantage à la lumière artificielle. Aussi Kitchiner conseille-t-il l'usage d'une paire de lunettes pour le jour et d'une autre paire un peu plus forte pour le soir.

A quoi reconnaît-on que les lunettes conviennent à la vue? « Les verres pas assez convexes ne font pas voir suffisamment net, à moins qu'on éloigne le livre, les verres trop convexes obligent de mettre le livre plus près qu'on ne le faisait avant d'être presbyte. » Dès qu'un verre est trop faible et oblige à éloigner, on doit avoir recours aux numéros plus forts. Les lunettes de presbyte ne sont généralement faites que pour voir de près : « Quand on donne aux personnes des lunettes qui les font lire facilement, elles portent leurs yeux dans la rue et s'écrient : Je vois bien pour lire avec ces lunettes, mais je ne puis distinguer ce qui est écrit sur cette porte en face. Et l'opticien a quelquefois de la peine à leur persuader que ces lunettes ne sont pas destinées à leur faire voir les objets éloignés. »

Bien des personnes, ajoute Kitchiner, quoique peu âgées, ont besoin d'un verre convexe pour voir de loin comme de près. Si ces sujets ont besoin d'un verre plus fort pour voir de près, on réunit les deux espèces de verres dans des montures spéciales se dédoublant ou dans les lunettes plus tard nommées à la Franklin.

On a fait des objections contre les lunettes : « Le principal reproche qu'on leur fait c'est qu'une fois qu'on y est habitué, on ne peut plus s'en passer. » Kitchiner fait remarquer que les avantages qu'on en retire ne sont pas à mettre en comparaison avec ce léger inconvénient.

Si les lunettes soulagent la vue, il n'y a pas de lunettes qui la conservent ou arrêtent la presbytie : « C'est une erreur fantastique de croire que les verres de 36 pouces de foyer ont le pouvoir magique d'arrêter les progrès de la diminution de la vue, conséquence fatale de l'âge. Lorsque la vue commence à baisser, elle continue à le faire jusqu'à l'âge le plus élevé, nos yeux faisant en cela comme les autres sens, qui finissent par devenir aussi peu utiles que lorsque nous étions dans le plus jeune âge. »

L'emploi des lunettes n'est avantageux que lorsqu'on en a réellement besoin : « L'emploi prématuré des verres est aussi nuisible pour l'œil, que les médecines pour un estomac sain. » Kitchiner compare ceux qui se servent de lunettes sans en avoir besoin, à ce seigneur italien qui, dit son épitaphe, se portait bien, voulut se porter mieux encore, prit médecine et en mourut.

Pour la myopie, Kitchiner commence par faire justice de cette supposition que les yeux myopes sont des yeux plus parfaits et meilleurs que les autres : « J'ai toujours considéré comme inepte l'opinion qui fait de l'œil myope un œil plus fort, meilleur et plus résistant qu'un œil normal. »

La myopie est un défaut de l'œil qui n'a aucun rapport avec l'âge ; pour la déterminer, rien ne peut nous guider que l'examen de l'œil : « La myopie est un défaut qui n'a aucun rapport avec l'âge : tout dépend de l'observation du myope lui-même, auquel je conseille de se contenter de verres aussi faibles que possible, c'est-à dire des verres concaves les plus faibles avec lesquels il voit clairement les objets éloignés. »

Pour les myopes forts, il faudra deux espèces de verres, selon qu'ils veulent lire ou voir de loin : « Les personnes qui sont atteintes de haut degré de myopie peuvent, pour éviter de se pencher en écrivant, lisant, etc , porter des lunettes avec des verres concaves faibles suffisants pour leur faire voir ces objets à la distance normale, mais un verre fort leur est nécessaire pour les objets éloignés. » Les personnes excessivement myopes, pour voir les objets éloignés, auront recours à une lorgnette.

Quant à cette observation que Beer déclare incontestable, que la myopie diminue avec l'âge, voici ce qu'en dit fort judicieusement Kitchiner : « Certains myopes faibles peuvent, en vieillissant, lire sans lunettes ou même être obligés de prendre des verres convexes pour la vision de près. Depuis 31 ans, je me sers du numéro 2 (1 dioptrie, 75) de myope, mais lorsque j'atteignis l'âge de 40 ans, je m'aperçus que mon œil devenait plus myope pour les objets éloignés et presbyte pour la vision de près. Autrefois, je portais mes lunettes pour lire et écrire ; mais, depuis peu, la puissance de mon œil s'est modifiée de façon que je suis forcé, lorsque je lis ou écris, de quitter mes lunettes, et cependant je vois mieux les objets situés à 70 pieds avec un verre concave plus fort que celui que je porte habituellement. » Il cite ensuite de nombreux exemples pour démontrer que l'âge augmente la myopie plutôt qu'il ne la diminue.

Kitchiner s'occupe en détail de la forme et des dimensions à donner aux différentes parties des lunettes, car s'il tolère le binocle, il réprouve l'usage du lorgnon ou monocle : « La largeur du pont des lunettes, c'est-à-dire l'éloignement des deux verres doit être proportionné à l'écartement des yeux, le centre du verre devant se trouver en face du centre de la pupille... L'écartement des deux pupilles est habituellement d'environ deux pouces et demi, la largeur du pont doit varier entre un pouce et un pouce 3/10. Les dimensions des verres doivent être les suivantes : s'ils sont ovales, un pouce 1/10 dans le grand diamètre, 9/10 de pouce dans le petit.

« Pour permettre à l'opticien d'apprécier exactement la largeur à donner au pont, je lui conseille d'employer une monture d'essai avec un double pont mobile d'un demi-pouce et divisé en dixièmes de pouce ; on met la monture, et on écarte les ponts l'un de l'autre jusqu'à ce que le centre du verre coïncide avec le centre de l'œil. La forme du pont dépend de la forme du nez. Plus proche de l'œil seront les verres, mieux cela vaudra ; il faut cependant éviter que les cils frottent sur les verres et les troublent. La meilleure forme pour les verres est l'ovale qui correspond à la forme de l'ouverture de l'orbite. »

Kitchiner avait sur ces questions une expérience qui repose, dit-il, sur 30 ans de pratique personnelle. Il appuie en outre ses théories sur l'opinion de nombreux praticiens et des opticiens Adams, Ramsden, Pierce, qu'il a connus personnellement. Ces sages conseils de Kitchiner sur l'usage et la pratique des lunettes ont été aussi oubliés que méconnus : *Vox clamans in deserto.* Son ouvrage n'est cité nulle part, et l'opinion de l'école de Vienne que les lunettes sont un instrument nuisible à la vue règne sans contestation jusqu'à Donders.

D'ailleurs, jusque vers le milieu du siècle, la plupart des oculistes ne s'occupaient qu'incidemment des questions de réfraction et de verres, laissant aux opticiens le soin de déterminer les numéros convenant à chaque sujet.

Ce n'est dans la seconde moitié du siècle que la boîte de verres fait son entrée dans le cabinet de consultation de l'ophtalmologiste. Cunier, Stievenart, Hairion, Fronmuller sont les premiers (vers 1843) à se munir et à recommander aux oculistes d'être munis de boîtes de verres d'essai avec monture mobile, de façon à pouvoir indiquer aux patients les verres dont ils ont besoin.

Nous rencontrons à cette époque le volumineux mémoire que Sichel consacre aux lunettes (1). Quoiqu'il manque singulièrement de clarté et de concision, il y a de bonnes choses à glaner.

Si nous ne savions déjà l'ignorance des questions d'optique qui régnait parmi les praticiens de la première moitié du XIXe siècle, Sichel nous l'apprendrait. Racontant qu'il consacre un jour par semaine à l'étude des malades qui lui paraissent atteints de troubles de la réfraction, il ajoute : « Je n'ai pas cru devoir imiter certains chirurgiens qui, exclusivement renfermés dans le cercle de la chirurgie mécanique et opérative, croiraient déroger en s'occupant d'études en apparence si étrangères à l'art de guérir. »

Nous trouvons dans Sichel une étude détaillée de l'amblyopie presbytique. Décrite par Saint-Yves sous le nom d'atrophie de la rétine, Yungken et Beer la nommèrent *hebetudo visus* ; Petrequin, *kopiopie* ou *ophtalmokopie* ; Mackenzie, *asthenopie* ou *affaiblissement de la vue*. Sichel a observé exactement les relations qu'il y a entre cette forme d'amblyopie et la presbytie, qu'il n'hésite pas à donner comme cause constante de la kopiopie. Les cas où cette affection a été notée coexistant avec la myopie, sont pour lui suspects. Il observe les cas où elle simule la myopie (amblyopie presbytique congénitale) et ceux où elle s'accompagne de douleurs névralgiques.

A côté de ces sages observations, nous trouvons des théories paradoxales. Par exemple, Sichel admet que la diminution notable ou la perte complète de l'accommodation sont la cause de la myopie et de la presbytie extrême. Il en déduit que les verres concaves fixent d'abord la myopie, puis l'augmentent d'autant plus qu'ils sont plus forts. Il recommande les numéros les plus faibles pour presbytes et n'ose se prononcer contre le traitement de la myopie par la ténotomie.

Sichel prône contre les troubles amblyopiques un mode de traitement, qui serait, je crois, fort apprécié de nos écoliers : « Quand des étudiants ou des élèves de collège nous consultent soit pour la fatigue de la vue, soit pour la myopie stationnaire ou croissante, nous leur prescrivons constamment de vaquer à une partie de leurs études dans un des grands jardins publics de Paris, nous leur conseillons de s'y promener un livre à la main lentement, car la lecture pendant la marche rapide fatigue les yeux. »

(1) *Des lunettes et des états pathologiques consécutifs à leur usage irrégulier.* Annales d'oculistique, 1845-1847.

Au commencement du XIXe siècle, les auteurs s'élèvent encore contre l'abus des lunettes. Beer (1) enveloppe dans une même proscription les lunettes et la pipe : « On trouve à redire lorsque des femmes veulent absolument paraître maladives et estiment que c'est un crime de ressembler à une paysanne par une santé florissante. Mais que dire d'hommes qui se mettent dans le même cas ? Il ne faut pas croire, en effet, que seuls les jeunes freluquets se décorent de lunettes et comme décrépits à 26 ou 30 ans rodent autour des joies de la vie, plus rassasiés que des vieillards. Même des hommes, auxquels on ne peut refuser d'ailleurs l'intelligence, donnent dans cette misérable mode, qui met à l'ordre du jour les lunettes et les pipes à tabac (2). »

Si l'on songe que Beer ne tolère les lunettes que dans la myopie forte, et que, même dans ces cas, il ne conseille que le port intermittent des verres (3), on s'aperçoit combien ces critiques étaient mal fondées. Malgré l'anathème du corps médical, les gens continuèrent à user de lunettes, préférant voir avec des verres qu'obéir aux lois immuables de la science et ne pas voir.

D'où vient le nombre croissant de personnes atteintes de faiblesse de la vue ? Beer incrimine l'éducation d'alors : « A peine les pauvres enfants s'échappent-ils des bras de leur nourrice, qu'elle est remplacée par le soi-disant précepteur ou la gouvernante... Tout le jour un maître succède à l'autre : leçons de lecture, écriture, diction, dessin, calcul, broderie, chant, épinette et guitare se succèdent sans intervalle, jusqu'à ce que la pauvre créature martyrisée, blème, sans force, épuisée, arrive à un degré de myopie et de faiblesse visuelle tel, qu'on est contraint d'avoir recours aux conseils d'un médecin. »

Que serait-ce si Beer voyait ce qui se passe de nos jours et s'il eût pu pressentir la stupide exécution du stupide programme de l'enseignement officiel, tel que nous le subissons en France ? Heureusement pour les malheureux myopes que la myopie serait un signe d'intelligence : c'est du moins l'opinion de Reveillé-Parise. Parmi les myopes célèbres nous rencontrerions Alexandre le

(1) Beer, *Das Auge oder Vesuch, das edelste Geschenk der Schopfung vor den hochst verderblichen Einflussen unseres Zeitalters zu sichern.* Vienne, 1813.

(2) Cité par Doijer, *De Brillenkwestie,* in Feestbundel Dondersjubileum, Amsterdam, 1888, p. 60.

(3) « Les lunettes ne méritent le nom de conservatives que lorsqu'elles rendent la vue plus perçante, et même dans ces cas, ajoute Beer, il n'est jamais utile et il est même plutôt nuisible de garder toujours les lunettes sur le nez comme on le fait communément. »

Grand, Néron, le pape Léon X, Philippe II d'Espagne, le poète Delille, le chancelier de l'Hôpital, Piron, Voltaire, Montesquieu, J.-J. Rousseau, Frédéric II de Prusse, Napoléon (1), etc. Parmi les médecins et les savants, rappelons Gesner, Dechales, Plemp, Buffon (2), de Sauvages, Ware, Lawrence, Sichel, Carron du Villars, etc.

En résumé, nous constatons que dans la première moitié du siècle, les oculistes étaient peu favorables au port des verres : tout au plus toléraient-ils des numéros faibles. Pour la presbytie, l'échelle de Chevalier commençait au numéro 48 (0,-5 dioptrie). Sichel trouve ce verre trop fort pour les débuts et crée le numéro 72 (0,50 dioptrie).

Ces idées des oculistes du commencement du siècle sont celles qui ont cours dans le public. Que de gens qui tiennent encore les lunettes pour un instrument dangereux ?

Je vis un jour arriver dans mon cabinet une dame accompagnée de deux jeunes filles, qu'elle me présenta comme ses nièces. L'aînée, 20 ans environ, avait une hypermétropie manifeste de 5 dioptries : tout travail de près, toute lecture lui devenait impossible au bout de quelques minutes ; la plus jeune, 7 à 8 ans, avait un strabisme convergent léger et une hypermétropie manifeste de 4 dioptries. Je proposai des verres appropriés, je fus mal reçu : « Ces enfants n'ont plus de mère, me répondit la vénérable matrone, jamais je ne prendrai sur moi la responsabilité de leur laisser porter des verres. La plus jeune n'en a pas besoin, je sais parfaitement que c'est par paresse qu'elle affecte de ne pas voir ; quant à l'aînée, elle est sur le point de se marier, je laisse à son mari la responsabilité de lui autoriser l'usage des lunettes. » Je lui objectai que je ne concevais pas l'effroi que lui causaient les verres, qu'il était préférable de voir clair et de ne pas souffrir avec des verres, que de ne pas voir et de souffrir sans verres ; qu'elle-même approchait de l'âge où la presbytie se faisait sentir et serait bientôt obligée d'y avoir recours. « — Jamais, me répondit-elle, ce sont les lunettes qui rendent presbyte. — Rendent-elles myope aussi, lui objectai je ? — Les enfants myopes sont des enfants mal

(1) « Là, couché sur ses cartes dont sa vue courte, ainsi que celle d'Alexandre le Grand et de Frédéric II, le forçait de se rapprocher, Napoléon suivait des yeux l'armée russe. » De Ségur, *Histoire de Napoléon et de la grande armée pendant l'année 1812.*

(2) « J'ai le défaut d'avoir la vue fort courte et les yeux un peu inégaux. » Buffon *Dissertation sur les causes du strabisme ou des yeux louches*, 19 juin 1743, in Mémoires de l'Académie des sciences, 1743.

élevés, à qui on a laissé contracté l'habitude de lire de près. » Ce n'était pas flatteur pour moi qui ai le malheur d'être myope. On ne fait pas boire un âne qui n'a pas soif : je n'essayai pas de faire revenir ma vénérable cliente à de meilleurs sentiments.

Devant moi un jour, un avocat, candidat à la députation, et myope de 4 à 5 dioptries, se vantait de n'avoir jamais porté de verres. Il ajoutait que, myope dès son enfance, si ses parents lui avaient toléré le port des verres, certainement à l'heure actuelle il serait aveugle. Je lui fis remarquer que, outre que son assertion était purement gratuite, s'il eût porté des verres appropriés, il est probable qu'il n'aurait pas un œil se promenant à droite pendant que l'autre regardait à gauche. J'eus tort de lui dévoiler son strabisme; lynx envers ses pareils, mais taupe envers lui-même, il l'ignorait et m'en garda rancune. Heureusement il échoua à la députation, sans quoi il était capable de proposer un impôt sur les lunettes. Il est malheureux pour de telles gens qu'ils ne soient pas nés un siècle plus tôt.

XXXVIII.

Les premières lunettes affectèrent la forme du binocle ou pince-nez, tel que nous l'avons trouvé sur les anciennes gravures. Pour corriger leur manque de stabilité (le ressort qui unissait les deux verres étant peu extensible, c'était plutôt leur poids qui les maintenait en place), on imagina de suspendre les lunettes à une branche qui se plaçait sous les cheveux du front ou bien s'assujétissait au chapeau. La première forme avait l'inconvénient de déranger les coiffures. Daça de Valdes nous a expliqué les inconvénients de la seconde forme avec attache au chapeau : c'est bon seulement pour les princes qui ne saluent jamais. On fabriqua ensuite les lunettes à branches s'attachant aux tempes ou aux oreilles. Baldinucci les signale ; Peiresc nous les montre sur le nez d'un vieil espagnol. Les branches étaient souvent remplacées par une lanière en cuir, comme la monture des lunettes bon marché. Ces montures en cuir avaient l'inconvénient d'être peu solides : l'humidité, la séche-resse les détériore et fait souvent tomber les verres (Chevalier). Elles avaient l'avantage de pouvoir être réparées par le porteur lui-même ou le cordonnier le plus voisin.

La forme la plus en vogue au XVIII⁰ siècle fut le pince-nez, « les lunettes à nez montées en écaille, en argent ou en or ». On s'en servait surtout comme face à main.

Vers le commencement du XIXe siècle apparaissent les lunettes à branches fourchues et à branches brisées : elles se font en écaille garnie de velours pour les dames (Chevalier).

Kitchiner les décrit longuement · « Je préfère les montures d'argent bien faites, avec branches à double articulation. La seconde articulation doit pouvoir se replier sur la branche latérale, de façon que les lunettes puissent être aussi employées comme monture à branches simples. Une pareille monture adhère solidement à la tête et peut facilement être portée sous le chapeau : elle repose sur le nez sans appuyer, son poids étant également réparti Les lunettes à branches simples devront serrer plus fortement la tête. Dans la double articulation, la première branche appuie contre la tête ; la seconde, qui passe derrière les oreilles, sert à retenir les lunettes et les empêche de tomber.

« Les lunettes d'écaille ne sont ni plus légères ni plus élégantes que celles d'argent ; la partie antérieure doit être absolument noire, car une monture de corne tachetée fatigue la vue.

« Les lunettes en acier bruni sont de très bonnes lunettes lorsqu'elles sont neuves ; elles perdent rapidement leur éclat et se détériorent. Un préjugé en leur faveur a pour origine leur légèreté, leur élasticité et la pression plus douce qu'elles exercent sur la tête. »

En 1841, le binocle à ressort n'était plus guère usité. « Les pince-nez ou bésicles, nous dit Chevalier (1), ne sont plus usités. Ils gênent la respiration, rendent la voix plus nasillarde, suivent les mouvements des ailes du nez et ne peuvent conserver une position invariable. » Depuis lors, les choses ont changé, et le pince-nez a de nouveau détrôné les lunettes.

Ce petit instrument de supplice, qu'on appelle le monocle, avait vu le jour dans le XVIIIe siècle. On le portait à la main, suspendu au chapeau ou fixé dans l'orbite par la contraction du muscle ciliaire : « Le monocle, avec lequel un seul œil entre en jeu, doit

---

(1) Voici la liste des différentes publications des opticiens Chevalier, publications qui ne sont généralement qu'une mise à point de la première.

J. Chevalier, *Le conservateur de la vue*. Paris, 1810, in-8°.

J. Chevalier, *Le conservateur de la vue, suivi du manuel de l'ingénieur opticien*. Paris, 1820, in-8°.

Ch. Chevalier, *Manuel des myopes et des presbytes*. Paris, 1841, in-8°.

A. Chevalier, *Hygiène de la vue*, 2° édition. Paris, 1862, in-18.

A. Chevalier, *Manuel de l'étudiant oculiste* ...?

A. Chevalier, *L'art de l'opticien*. Paris, 1863, in-8° de 28 pages.

A. Chevalier, *Hygiène de la vue, ouvrage utile à tout le monde*. Paris, 1864, in-32.

Je n'ai eu entre les mains que les éditions de 1820, 1841, 1862, 1863 et 1864.

être repoussé, parce qu'il trouble l'harmonie de la vision binoculaire. Cependant, les grands enfants des deux sexes jouent du monocle, se le suspendant à la poitrine comme le triomphe de leur science, ou le portant fixé au chapeau devant le front (1). Rien de plus nuisible à l'œil que cette grotesque habitude de porter le monocle de façon qu'il soit maintenu par la contraction du muscle orbiculaire, ce qui fausse et blesse le mécanisme de l'œil » (2).

Le monocle était surtout un objet de mode à l'usage des jeunes élégants et des belles mondaines : « De nombreux jeunes gens se servent du lorgnon (monocle) avec un verre plan, quoiqu'ils aient l'œil intact et la vue normale. Vraisemblablement, ils emploient ce mode de verre pour se donner un air d'aimable effronterie et se faire remarquer. La mode de nos jours ne tolère aucun œil sain et veut qu'on paraisse ou qu'on soit à moitié aveugle (3). »

D'autrefois, c'est le désir de dissimuler son âge qui pousse à l'emploi du monocle : « On pense toujours que l'abaissement de la vue et la marche des années seront moins apparents si, au lieu de lunettes, on se sert d'un monocle (4). »

L'usage du monocle est condamné par tous les praticiens. Kitchiner croit que le monocle, laissant un œil dans l'inaction, arrive à créer une différence de portée visuelle dans les deux yeux. Il a remarqué que beaucoup de myopes ont l'œil droit plus faible que le gauche : il l'explique par l'habitude qu'avaient ces personnes de se servir d'un monocle. Il repousse même l'emploi du monocle sous forme de loupe d'horloger : « Lorsqu'on veut obtenir un grossissement modéré, par exemple pour les graveurs sur cuivre ou sur bois, au lieu d'un verre grossissant il vaut mieux se servir de lunettes de 9 pouces de distance focale. »

En 1841, le monocle ou lorgnon, s'il est toujours en vogue, n'est pas mieux apprécié par les praticiens : « Le lorgnon ne peut servir qu'à un seul œil.. Il faut surtout craindre d'imiter les personnes qui s'appliquent le lorgnon contre l'œil et le maintiennent dans cette position par la contraction du sourcil et de la joue ... Le lorgnon doit son existence et sa vogue au caprice de la mode. La monture de cet instrument n'offre rien de particulier : quelquefois on la supprime et le lorgnon est entièrement taillé dans le même morceau de verre » (Chevalier, 1841).

(1) *Traité anonyme allemand sur les lunettes*, Leipzig, 1824
(2) Kitchiner, p. 69.
(3) *Traité anonyme allemand*.
(4) Adams, *op. cit.*, p. 115.

Magne (1) n'est pas plus enthousiaste : « De nos jours le lorgnon a détrôné les lunettes, c'est-à-dire qu'une habitude grotesque a été remplacée par une habitude plus grotesque encore. Sur cent personnes qui font usage de ce petit morceau de verre carré, qu'on ne maintient dans l'orbite qu'à force de grimaces, quatre-vingt-dix, assurément, pourraient s'en passer : il en résulte que par là encore on s'expose à la myopie, en même temps que les tempes se marquent, avant l'âge, de cette patte d'oie, désespoir de tant de femmes. »

Le monocle, comme les choses grotesques qu'impose la mode, a survécu à ces critiques, malgré son incommodité et ses inconvénients. De tout temps, la médiocrité, qu'elle coupe la queue de son chien ou qu'elle s'insère un carré de verre dans l'œil, a cherché à se faire remarquer et à attirer, même par le ridicule, l'attention sur elle.

Les lunettes dites à la Franklin dateraient de la fin du XVIIIe siècle ; chaque verre est composé de deux segments de valeur réfringente différente accolés par leur milieu, de façon que le porteur puisse regarder tantôt par le segment inférieur, tantôt par le segment supérieur.

Il est fort douteux que ce soit à Franklin que revienne l'honneur de l'invention de cette combinaison : elle était en usage en Angleterre dans le dernier quart du XVIIIe siècle. Pierce décrit ainsi ces verres : « J'ai connu des peintres et d'autres ouvriers qui, par leur désir de voir aussi bien que possible, causaient à leur vue un dommage irréparable, en sorte qu'arrivés à l'âge de 60 ou 70 ans, ils étaient obligés de porter dans la même monture de lunettes deux moitiés de verres de distance focale différente : la moitié supérieure leur servait pour voir le paysage, la moitié inférieure pour le dessiner sur la toile. » Pierce ajoute ensuite : « Feu le président de l'Académie royale, Benjamin West (né en 1738), se servait de pareils verres depuis longues années : la moitié supérieure avait 30 pouces de foyer, l'inférieure 12 pouces. Quelque temps avant sa mort, vers l'âge de 90 ans, la moitié supérieure avait 30 pouces, l'inférieure en avait 8. Ces verres étaient ronds et avaient un pouce et demi de diamètre. »

Franklin rend compte en ces termes de l'usage qu'il fit de ces verres : « J'avais deux paires de lunettes que je changeais suivant l'occasion, parce qu'en voyageant tantôt je lisais, tantôt je regar-

(1) *Hygiène de la vue.* Paris, 1847.

dais le pays. Trouvant ce changement ennuyeux, et ne pouvant presque jamais le faire assez promptement, je me fis couper les verres et réunir dans la même monture une moitié de chacun des deux. Par ce moyen, je porte constamment mes lunettes, je n'ai qu'à lever ou baisser les yeux, selon que je veux voir de loin ou de près (1). » Il ne fit qu'utiliser une combinaison mise en pratique par les opticiens anglais.

Biette, de Lyon, en 1808, insère quatre verres de force différente dans un chassis de lunettes ; ces quatre portions ont la forme d'un segment de cercle, le centre de la courbure répondant au centre du segment. Ce perfectionnement, malgré le brevet pris par l'auteur, est tombé dans l'oubli.

Kitchiner, au lieu de juxtaposer les verres par le milieu, les superpose de façon qu'on puisse facilement user d'un seul verre ou des deux verres combinés : « Différents autres procédés ont été employés pour arriver au même but, tel monter sur la même lunette deux paires de verres qu'on fait glisser l'un en dessus de l'autre. Je pense que le meilleur système consiste à avoir des lunettes avec des verres pour y voir de loin ; à cette monture est fixée, au moyen de charnières, une seconde monture munie de verres tels que rabattus sur les premiers, ils ont une distance focale suffisante pour qu'on y voit de près ; veut-on de nouveau regarder au loin, on remonte cette seconde paire de lunettes. »

Ignorant certainement les travaux de Kitchiner, Bourgeois, de Reims, en 1894, revient à l'idée des lunettes à verres superposés, auxquelles il donne la forme suivante :

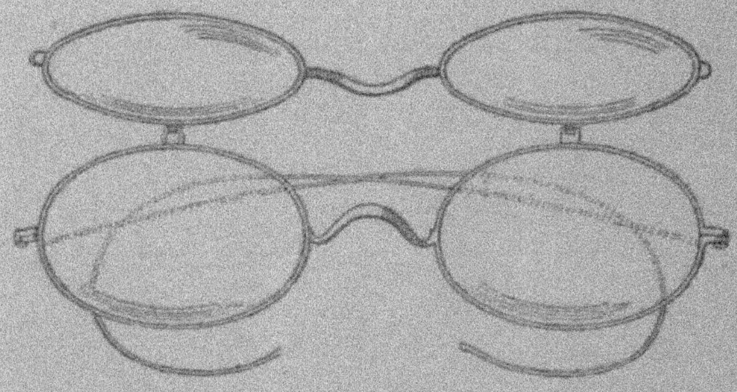

Fig. 18.

(1) *Œuvres posthumes de Benjamin Franklin*, publiées par son petit-fils M.-T Franklin, p. 173. Cité par Chevalier.

S'il s'agit d'aphakie ou de combinaisons hypermétropiques, le verre qu'on surajoute est un verre concave qui annihile une partie de l'effet du premier verre ; s'il s'agit de myopie, les deux verres sont concaves. Pour que la juxtaposition de ces verres soit intime, ils seront plan-concaves ou plan-convexes (1).

Les lunettes à dissection de Brucke (2) ne paraissent pas avoir eu beaucoup de succès. Elles étaient composées de lentilles plan-convexes de 22 centimètres de foyer, à inclinaison variable, avec de petits écrans à droite et à gauche de l'observateur.

Les lunettes sténopéiques de Daça de Valdes reparaissent, en 1854, dans la thèse de Van Wyngaarden (3). Malgré les travaux de Frœbelius (4), et le nom de lunettes panoptiques dont les décore Serres d'Uzès (5), elles ont eu peu de vogue. Donders rappelle l'attention sur elles, sans les empêcher de retomber dans l'oubli.

Stevenson (6), en 1891, invente les lunettes pour plongeurs, avec verres spéciaux qui neutralisent le défaut de réfraction causé par le contact de l'eau sur la cornée.

(1) *Lunettes à verres superposés pour myopes et hypermétropes*, Recueil d'Ophtal. août 1896.

(2) Archiv für Ophtalmologie, t. V, p. 182.

(3) *Dissertatio ophtalmicomedica de perspicillis stenopœis ad visum obfuscata cornea turbatum, emendandum accommodatis.* Utrecht, 1854.

(4) *Utilité des lunettes sténopéiques*, Med. Zeitung Russlands, 1855, n° 28.

(5) *La lunette panoptique capillaire*, Annales d'oculistique, t. 38, 1857, p. 223.

(6) The american journal of opht., janvier 1891.

CHAPITRE XV.

XXXIX. Les verres en usage au XIXe siècle : verres périscopiques, l'astigmatisme et les verres cylindriques, les verres achromatiques, les verres prismatiques, les verres toriques, les verres hyperboliques. — XL. Numérotation des verres. — XLI. Fabrication des verres.

XXXIX.

Autrefois, les verres de lunettes et de binocle étaient ronds. Les verres ovales furent importés d'Angleterre au commencement du siècle ; leur usage excite la colère de Beer : « Rien n'est si ridicule que les petits verres ovales actuellement en usage, ils couvrent à peine la fente palpébrale à moitié ouverte et limitent singulièrement le cercle de la vision. Ils nous viennent, à ce que j'ai entendu dire, d'Angleterre. De pareilles lunettes sont des jouets pour les gens qui veulent paraître à moitié aveugles, ainsi que l'exige la mode ; ces malheureux porteurs de ces verres doivent regarder par dessus leurs lunettes ou sont exposés à chûter ou à marcher sur les gens. »

On fait les verres ronds, ovales, carrés ou octogones, nous dit, en 1824, l'opticien anonyme allemand ; ces changements de forme sont surtout affaire de mode ou désir d'attirer le public par l'appât de la nouveauté.

Jusqu' au XIXe siècle, on n'utilisa pour les lunettes que les verres plans, les verres plan-sphériques et les verres bisphériques. Nous allons assister à la naissance d'autres sortes de verres.

Les verres ménisques ou périscopiques sont de date ancienne. Huygens, vers 1660, les recommandait pour objectif de télescope. Smith, à la fin du XVIIIe siècle, proposa de les employer comme verres de lunettes, mais c'est Wollaston (1), en 1804, qui les mit en usage sous le nom de verres périscopiques ; ils furent construits pour la première fois par l'opticien Georges Dollond. L'opticien Cauchoix les introduisit en France, en 1813, sous le patronage du physicien J.-B. Biot.

(1) *Sur un perfectionnement dans la forme des verres de lunettes*, Philosophical Magazine, XVII, janvier 1804, p. 327.

Jusqu'à ces dernières années, les verres périscopiques étaient peu recommandés, sauf par les opticiens. Donders (1) ne leur voit pas grand avantage. Woinow (2) établit que leur effet prismatique est aussi considérable que celui des verres bisphériques, et Giraud-Teulon (3) n'est pas convaincu qu'ils augmentent le champ superficiel de visibilité.

Un opticien de Munich, Steinheil, a donné aux ménisques convexes concaves une épaisseur considérable, de façon à obtenir un fort grossissement (3 à 5 diamètres) ; sous cette forme, ils ne peuvent être montés en lunettes et servent comme loupes sous le nom de cônes de Steinheil. Badal (4), en 1883, reprit l'étude théorique des verres périscopiques. Il conclut que ces verres ne pouvaient être mis en usage que dans les degrés faibles d'amétropie. Ostwalt (5) vient de nous donner de ces verres un exposé plus complet. Il admet que les ménisques sont avantageux comme verres divergents, mais qu'ils n'offrent aucun avantage sensible dans les verres convergents.

La première observation d'astigmatisme remonte à Young au commencement du XIX⁰ siècle (6). Il constata avec son optomètre que s'il plaçait les deux trous d'épingles sur une ligne horizontale, la distance la plus éloignée de la vision distincte était de 7 pouces, tandis qu'elle était de dix pouces s'il plaçait les deux trous sur une ligne verticale (7). Young attribuait ce défaut à la la position oblique que le cristallin devait occuper dans son œil.

Vers 1810, Fischer reconnaissait l'astigmatisme sur lui-même et

(1) Cité par de Wecker, *Traité des maladies des yeux*, 2ᵉ édition, tome II, p. 532.

(2) Courrier médical de Moscou, 1874, n. 25.

(3) *Physiologie et pathologie fonctionnelle de la vision binoculaire*, 1861, p. 486.

(4) *Verres périscopiques et cônes de Steinheil*, Annales d'oculistique, 1883, t. 89, p. 19.

(5) *Des verres périscopiques et de leurs avantages pour les myopes*. Paris, 1899.

(6) L'historique de l'astigmatisme a été exposé par Javal : *Histoire et bibliographie de l'astigmatisme*, Annales d'oculistique, 1866, t. LV, p. 105. Nous y avons largement puisé.

(7) L'optomètre de Young n'est autre chose que la reproduction de celui de la Hire. Il est fondé sur le même principe : faites dans une carte deux trous d'épingle à une distance moindre que le diamètre de la pupille, l'image d'un objet regardé à travers ces trous n'apparaît simple que lorsque l'objet est au foyer de la vision parfaite. L'instrument de Young se compose d'une bande de carton sur laquelle est tracée une ligne noire. L'extrémité antérieure de la bande de carton, est relevée à angle droit et percée d'un trou, dans lequel on met des diaphragmes consistant en des plaques de carton percées de deux trous d'épingle plus ou moins distants l'un de l'autre, ou de fentes longitudinales de largeur différente (de 1/40 à 3/10 de pouce). Un curseur se déplace sur la ligne noire ; on l'arrête au point où la ligne cesse d'être vue double. Une échelle métrique à côté indique la distance de la vision distincte.

lui donnait comme cause une irrégularité de forme de la cornée. Ayant constaté ce défaut à un degré variable chez différents individus, il considérait la cornée comme une surface de tore.

En 1817, Ayry, directeur de l'Observatoire de Greenwich, constate ce même défaut sur son œil. Son collègue, le docteur Whewel propose pour cette anomalie le nom d'astigmatisme.

Hamilton en 1847, Goode en 1848, Schnyder en 1849, décrivent plusieurs cas d'astigmatisme. En 1852, Goulier envoie à l'Académie des sciences un pli cacheté contenant le résultat de ses recherches sur l'astigmatisme. En 1859, commencent les recherches de Knapp, qui aboutissent avec le mémoire de Donders (1862) et les travaux de Javal (1865), à introduire les verres cylindriques dans la pratique courante.

Les lentilles cylindriques étaient connues depuis longtemps (Ptolémée au IIᵉ siècle les cite), mais inutilisées. Chamblant le premier, vers 1820 (1), crut remarquer que sa vision était meilleure avec une loupe à surface cylindrique qu'avec une loupe à surface sphérique : il fabriqua les premiers outils destinés à tailler les verres cylindriques.

En 1824, l'opticien anonyme allemand parle en ces termes des verres cylindriques : « Ils sont exempts de ces défauts que présentent les verres sphériques. Ces verres se composent de deux segments d'un cylindre réunis de façon à avoir leurs axes et leurs surfaces opposés. Le pouvoir grossissant ou rapetissant d'une surface cylindrique est la même dans toute l'étendue du cylindre. Le segment d'un cylindre grossit ou rapetisse l'objet dans la mesure de sa courbure donnant donc une modification à l'image, mais cette modification se produit aussi dans le segment opposé ; aussi est-il suffisant de placer ces deux segments dans une direction d'axe et de surface telle que chacune de ces surfaces, agissant de façon opposée, le changement produit par l'une soit annihilé et l'image apparaisse dans toute sa netteté.

« Les verres à surface cylindrique n'ont pas les défauts des verres sphériques : tous les points du verre cylindrique sont, par rapport à l'axe, dans un même rapport d'angle et ont un foyer

____

(1) Javal dit vers 1825 ; mais, évidemment, il y a une erreur de date, puisque Chevalier, dans son édition de 1820, parle ainsi des verres de Chamblant : « On a proposé ces derniers temps, sous le nom de dioptrique quadrangulaire, l'usage de verres formés de deux segments cylindriques convexes ou concaves, que l'on oppose à angle droit et d'où résultent des milieux qui ont la propriété des verres convexes ou concaves ordinaires » (p. 248).

particulier dont la force est toujours la même. Il n'y a là pas déformation d'image comme dans les verres habituels. Le pouvoir grossissant ou rapetissant est étendu dans toute la surface du verre, avec partage égal et identité de lumière : aussi chaque point peut-il, dans toute l'étendue du verre graduellement devenir centre et foyer. Ainsi l'œil peut glisser sans fatigue sur toute la surface du verre, parce qu'il trouve partout un foyer semblable et une image semblable sans déformation. Enfin, la lumière traversant semblablement le verre ne subit aucune décomposition, comme cela se passe dans les verres lenticulaires qui engendrent des irrisations blessant l'œil. Cette espèce de verres offre un champ visuel très étendu. Les verres cylindriques sont susceptibles d'un poli très fin et présentent donc de grands avantages sur les lunettes à verres lenticulaires ou sphériques. Ils conviennent surtout aux loupes et verres semblables, parce qu'ils ne fatiguent pas du tout la vue et montrent une image claire et nette.

« Ces avantages des verres à surface cylindrique sont plus remarquables et évidents lorsqu'on les juge d'après les principes optiques. Cela intéresse aussi depuis peu le public, ému par les notices alléchantes qu'en font les opticiens ou poussé même par les médecins. Le temps et l'usage décideront si l'emploi de ces verres laisse espérer un long avenir. On doit penser qu'il ne faut pas toujours nous contenter pour nos yeux de l'emploi des règles et des principes de l'optique, puisque la nature, dans la vision elle-même, ne dédaigne pas de se moquer quelque peu des principes précis de l'optique. »

Ayry le premier, en 1827, corrige son astigmatisme au moyen de verres cylindrosphériques que lui fabriqua Fuller à Ipswich.

Weller est, je crois, le plus ancien auteur qui cite les verres cylindriques dans un traité des maladies des yeux : « Les verres à surface cylindrique ont été inventés dernièrement par Galland de Cherveux et ne sont connus en Allemagne que depuis peu de temps. » Mais il ignore leur usage quand il ajoute : « Ces verres semblent à plusieurs égards mériter la préférence sur les verres sphériques ordinaires. On leur a donné la forme octangulaire sans doute uniquement pour les distinguer de ceux qui ont été usités jusqu'à ce jour et pour attirer le public par le charme de la nouveauté (1). »

Les verres cylindriques semblent moins connus en France.

______

(1) *Traité des maladies des yeux*, 1832.

Chevalier, en 1841, nous dit : « Les verres à surface de cylindre inventés par M. Galland sont aujourd'hui presque entièrement abandonnés et ne peuvent servir pour aucun instrument d'optique. » Il le répète encore dans son édition de 1862 : « Cette forme cylindrique est tout à fait pernicieuse pour les verres de lunettes, et nous ne saurions trop indiquer que leur usage peut altérer la vue d'une façon tout à fait complète. » Suivent plusieurs pages pour démontrer leur inutilité.

Stokes, en 1849, invente sa lentille, qui depuis a subi bien des perfectionnements ; elle se composait de deux verres cylindriques de même foyer (+ 3,5 et — 3,5) juxtaposés et pouvant tourner l'un sur l'autre, de façon à donner une série de verres cylindriques de force variée.

Desmarres, dans ses éditions de 1847 et de 1858, consacre ces quelques lignes aux verres cylindriques : « On a vanté ces dernières années les verres cylindriques ; beaucoup de personnes les blâment, d'autres au contraire s'en servent avec avantage : on ne les trouve plus guère à Paris que chez l'opticien Chamblant. » Cependant, dès 1852, Goulier formulait et faisait porter des verres cylindrosphériques que lui fabriquait un opticien de Metz, Belliéni. Mais ayant formulé des verres à cylindre incliné, Goulier reçut cette réponse : qu'on ne pouvait lui tailler les cylindres autrement que croisés à angle droit.

Watkins et Smith, opticiens anglais du XVIIIe siècle, avaient cherché à obtenir des verres achromatiques, en combinant une lentille convexe et un ménisque concavo-convexe. Une autre espèce de verres achromatiques fut lancée vers 1840 : c'étaient tout simplement des verres blancs collés sur des verres bleus.

Les premiers verres achromatiques pour lunettes furent construits par Charles Chevalier, vers le milieu du siècle, avec une combinaison de crowntglass et de flintglass. Leur poids fait qu'on ne peut les employer que dans les numéros faibles, et comme c'est surtout dans les verres convexes forts qu'ils pourraient être utiles, nous nous expliquons facilement leur peu de succès.

Les verres prismatiques sont de date récente, car il me paraît difficile de les reconnaître dans ce passage de Sauvages parlant du strabisme et de son traitement : *Utendum est perspicillis, quorum vitra inaequalem habeant latitudinem, vitrum angustius oculo straboni est afferendum* (1).

<hr>

(1) *Nosologia methodica.* Amsterdam, 1768, t. I, p. 743.

D'après Desmarres (1), c'est Chevalier qui le premier a conseillé leur emploi, vers 1844 : « Des verres prismatiques, dont on a soin de tourner la base dans le sens de la déviation, sont d'un très grand secours dans le traitement du strabisme. Un opticien fort intelligent de Paris (Chevalier), les a le premier signalés à l'attention des médecins, dès avant l'exposition des produits de l'industrie de 1844, et à cette exposition même » Il regrette que les fabricants n'aient pu encore combiner, dans la taille de ces verres, le prisme avec des surfaces concaves ou convexes.

Les verres toriques auraient été taillés pour la première fois en Italie vers 1840, d'après Javal : « M. Cassas, peintre d'histoire, travaillait en 1818 dans l'atelier de M. Gros. Il constata avec désespoir que le maître ajoutait toujours des traits horizontaux sur ses dessins... il demanda en vain à tous les physiciens et à tous les opticiens de lui procurer des verres qui lui permettent de voir les lignes horizontales. Ce n'est que vers 1840 ou 1844 qu'un opticien de Rome, Suscipi, lui tailla des verres qui corrigeaient passablement son astigmatisme. Ces verres, convexes sphériques sur la face antérieure, présentaient du côté de l'œil une surface de tore concave. »

Ces verres restèrent dans l'oubli jusqu'en 1877, où Georges Poullain présenta un appareil pour fabriquer les verres toriques concaves (2).

Javal (3), en 1889, prône leur emploi dans la correction de l'astigmatisme : ils ont l'avantage de présenter une réfraction régulière dans toute leur superficie et de ne pas obliger le sujet à tourner la tête pour toujours regarder par le milieu du verre. Valude (4), Steiger (5) insistent sur leurs avantages.

Pflueger (6) indique qu'on peut tailler des verres toriques à double foyer. Prentice (7) montre l'avantage qu'il y aurait à substituer dans l'aphakie les verres toriques aux verres cylindrosphériques et le moyen pratique de passer de la formule des uns à la formule des autres.

Les verres hyperboliques ont fait leur apparition en 1879, au congrès d'Heidelberg, sous les auspices de Raehlman de Dorpat,

(1) *Traité des maladies des yeux*, 1858, t. III, p. 669, 677 et 705.
(2) D'après Bull, *Lunettes et pince-nez*, Paris, 1889.
(3) Académie de médecine, 27 août 1889.
(4) Congrès d'opht. de Berlin, 1890.
(5) Klin. Monatsblätter für Augenh. juillet, 1891.
(6) *Ibidem*, janvier 1893.
(7) The ophtalmic Record, janvier 1895.

qui les emploie dans les cas de kératocone et d'astigmatisme irrégulier. La fabrication de ces verres est chose délicate : le bloc de polissage ne peut se mouvoir sur le verre en tout sens. Aussi les premiers verres que posséda Raehlman présentaient des éraflures, étaient opaques par place. Ceux qu'on essaya d'obtenir par fonte étaient irrégulièrement réfringents. Les verres de Raehlman avaient 4 centimètres de diamètre, la profondeur du cône variait de 1/2 à 2 millimètres.

Dor (1), en 1881, obtint d'Artaria, opticien à Genève, des verres beaucoup plus parfaits, variant de 1/2 à 3 millimètres : leur prix était relativement peu élevé (25 fr. la pièce). Ils donnent une acuité supérieure à celle que l'on obtient avec le trou sténopéique ou les verres cylindriques.

<h2 style="text-align:center">XL.</h2>

La plus ancienne numérotation des verres de lunettes qui nous soit parvenue est celle indiquée par Daça de Valdes en 1623 : « Les degrés des lunettes sont des portions de sphère, qui se vont diminuant depuis une sphère de deux aulnes jusque à une autre aussi petite que le diamètre que tient la rondeur de l'œil : les degrés se vont en augmentant selon que se vont diminuant les sphères .. de manière que la différence de diamètre qu'a la plus grande sphère à la moindre, se divise en trente parties, auxquelles nous donnons le nom de degré, commençant son nombre depuis la portion de la grande sphère et finissant au nombre trente en la portion de la mineure qui est celle de l'œil. » Les verres étaient donc gradués en raison directe de leur pouvoir réfracteur, comme dans le système actuellement en usage. Sur les échelles données par Daça de Valdes, Albertotti a pu constater que le degré de Daça de Valdes avait sensiblement la valeur de la dioptrie.

Manzini (1660) rapporte que six lentilles convexes de force différentes étaient usitées pour les vieillards : il prend comme base le rayon de courbure de la calotte sphérique sur laquelle elles sont taillées. Pour traduire exactement le tableau de Manzini, il faut se rappeler que les verres faibles étaient alors plan-convexes ; seuls les verres forts (*mezza cataratta* et *cataratta*) étaient bi-convexes. Nous avons ainsi, comme valeur réfringente, les résultats suivants

<hr>

(1) *Traitement du kératocone par l'emploi des verres coniques.* Lyon médical, 20 février 1881.

(R désignant le rayon de courbure de la calotte sphérique, l'once valant, ainsi que l'indique Albertotti, 0^m0316, et la minute $0^m000528$) :

De 40 à 50 ans, R = 10 onces 50 minutes $= 0^m34 = 1$ dioptrie, 5
    50 à 60 — 4 — 30 — 0^m14 — 3,5
    60 à 70 — 4 — — 0^m125 — 4
    70 à 80 — 3 — 30 — 0^m11 — 4,5
Mezza cataratta, 3 — 10 — 0^m095 — 10
Cataratta, 2 — 45 — 0^m085 — 11,5

Pour le même âge, Daça de Valdes conseillait des verres sensiblement analogues de 2 ; 3 ; 3.5 et 5 degrés ou dioptries.

Plus tard, ainsi que l'indique Sauvages, on numérota les verres par la distance de leur foyer, c'est ce système qui était employé jusqu'à ces derniers temps ; une lentille du numéro 20 avait son foyer à 20 pouces, on doublait s'il s'agissait de verres plan-sphériques.

Ramsden introduisit en Angleterre une numérotation spéciale pour les verres concaves : « Pierce m'a raconté que feu Ramsden établit son premier numéro de verre concave semblable en force à un verre convexe de 24 pouces, c'est-à-dire qu'un verre convexe de cette susdite longueur focale, uni à un verre concave numéro 1, agit comme un verre plan. Un verre concave qui neutralise un verre convexe de 21 pouces correspond au numéro 2 ; 18 pouces au numéro 3 ; 15 pouces au numéro 4, et ainsi de suite (1).

En 1841, Charles Chevalier s'occupait de changer cette numérotation et de désigner les verres d'après leur distance focale mesurée en centimètres : « On a classé les verres de lunettes par numéros, qui représentent leur distance focale estimée en pouces. Nous nous occupons d'appliquer le système décimal au numérotage des verres. Cette nouvelle classification par centimètres permettra de graduer plus délicatement l'échelle optique, la vue ne pourra que gagner à une transition moins brusque ; mais pour une telle réforme, il faut renouveler en entier le matériel que nous possédons actuellement, et ce travail assez considérable ne pourra être terminé avant l'année prochaine. » Il ajoute encore en 1864 : « Nous espérons bientôt avoir tous nos verres gradués suivant le système décimal. »

Soleil fils, en 1857, proposa de définir les lentilles par le grossissement qu'elles fournissent. Ce n'est pas la théorie qui a pré-

____
(1) Kitchiner, *op. cit.*

valu. Le système proposé par Nagel en 1867 fut adopté au congrès ophtalmologique de Bruxelles en 1875, sur la proposition de Monoyer, qui créa pour la nouvelle unité de réfraction le terme de *dioptrie*.

Dans ce nouveau système on a pris comme unité de force réfringente une lentille de un mètre de foyer ayant une valeur réfractive d'une dioptrie. Une lentille deux fois plus forte, ayant un foyer deux fois plus rapproché (0,50), sera dite de deux dioptries et ainsi de suite.

XLI.

« La meilleure matière pour la fabrication des verres, nous dit Kitchiner, est le verre blanc en feuilles d'Allemagne et de Hollande ; il est transparent et dur, a le moins possible de taches et de veines, est susceptible d'un poli parfait. Le crownglass anglais est trop sombre et parsemé de taches ; les verres en feuilles d'Angleterre et de France sont difficiles à polir. » Depuis lors, les choses ont peu changé.

Le cristal de roche, dont le Brésil et surtout Madagascar nous fournissent de beaux spécimens, n'est plus guère employé pour les verres de lunettes. Il possède la propriété de la double réfraction ; aussi, s'il n'est pas taillé exactement perpendiculairement à son axe, les objets vus à travers un pareil verre manquent de netteté ou sont vus doubles. Il n'a même pas l'avantage qu'on lui attribuait de se couvrir moins facilement de buée que le verre. Outre la difficulté de la taille, il présente trop souvent des bulles et des stries. En somme, on peut dire que les verres en cristal de roche sont inférieurs aux verres de cristal artificiel (1).

Les différents verres qui peuvent être employés dans la fabrication des verres de lunettes sont le flintglass, le crownglass, le verre ordinaire.

Le flintglass (caillou-cristal) est un silicate de potasse et de plomb. Il possède un pouvoir dispersif considérable : il ne sert qu'à la construction des combinaisons achromatiques. Il se raye facilement. Il ferait donc de très mauvais verres de lunettes, irisant les objets et perdant facilement leur poli.

Le crownglass (verre de couronne) est un silicate de potasse et

---

(1) Le verre en cristal de roche se reconnaît à la pince à tourmaline : s'il est bien taillé, il donne des anneaux colorés circulaires et exactement au centre du verre.

de chaux ; il serait susceptible de fournir de très bons verres de lunettes, si tant est qu'il ait jamais été employé.

Les lunettes se font aujourd'hui en France avec du verre de vitre ou verre de Saint-Gobain (1). Les verres sont différenciés en catégories, selon leur pureté : extra-blancs, extra-fins, fins, demi-fins et verres inférieurs ou koylos.

Les plaques de verre sont découpées en disques, auxquelles on donne la courbure en les usant avec de l'émeri sur des calottes sphériques ou cylindriques, par un mouvement circulaire dans le premier cas, par un mouvement de va-et-vient dans le second. Les instruments ont été perfectionnés, mais le procédé est le même que celui que nous avons trouvé décrit par Porta au XVIe siècle.

Chevalier prétendait que les verres, pour être parfaits doivent être travaillés isolément au bloc manuel ; il exprime le désir que le travail des verres de lunettes au bloc par la machine à vapeur soit défendu par la loi. Il paraîtrait que l'opinion contraire serait la vraie et que les verres faits à la machine ont une courbure plus régulière que ceux taillés à la main. « On a donné de nombreuses raisons, raconte Pierce, pour persuader au public que les verres doivent être taillés et polis séparément un par un. Sans cela, ils sont pleins de défauts : longueur focale variable, déformation des objets, irisement. Mais quiconque connaît la taille des verres sait parfaitement qu'un verre de courbure aussi minime qu'un pouce et demi, sera difficilement taillé à la main avec autant d'exactitude et de régularité que lorsque plusieurs verres sont taillés ensemble sur le même bloc. Ce bloc contient habituellement quatre douzaines de verres, qui sont taillés et polis ensemble sur une autre surface, qui a une courbure correspondant à la longueur focale que l'on désire. La solidité du bloc est un sûr garant contre la possibilité des courbures irrégulières. »

(1) Voici, d'après les chimistes, la composition de ces différentes espèces de verres :

Flintglass.		*Crownglass.*	
Silice	42,5	Silice	60,6
Oxyde de plomb	43,5	Carbonate de potasse	25,5
Potasse	11,7	Chaux éteinte	12,7
Alumine	1,8	Nitrate de potasse	1,2
Chaux	0,5		

Glaces de Saint-Gobain.		*Verre à vitre.*	
Silice	73	Silice	69,6
Chaux	15,5	Chaux	13,4
Soude	11,5	Soude	15,2
		Alumine	1,8

On a aussi tenté d'obtenir les verres concaves ou convexes par fonte et pression. « Il y a quelques années, on importait de Hollande des lunettes, dont les verres étaient obtenus en chauffant des plaques suffisamment pour leur donner par pression la forme concave ou convexe sans autres soins ultérieurs. De tels verres avaient des courbures irrégulières et étaient fort nuisibles pour la vue : on les répandait surtout en France et en Allemagne » (Pierce, cité par Kitchiner.)

Les verres plan-sphériques grossiers ont l'inconvénient d'être polis seulement sur la courbure. « En Angleterre, il n'est pas rare de trouver chez les colporteurs des verres taillés sur une seule face, l'autre restant telle qu'était la plaque de verre primitive avec ses veines et ses irrégularités : ils dispersent irrégulièrement la lumière, déforment les objets et sont aussi nuisibles pour les yeux que les précédents » (Pierce).

Au commencement du XIXᵉ siècle, le prix des lunettes était le suivant, d'après Kitchiner :

Lunettes d'argent à doubles branches avec verres	26 fr.
Les mêmes, avec verres en cristal du Brésil.............	42
Lunettes en argent à branches simples avec verres	12
Les mêmes, avec verres en cristal du Brésil............	34
Lunettes d'acier, doubles branches...................	5
Lunettes d'acier, branches simples .... 1 f. 80 à	3 70
Étui, maroquin...................................	1 15

En France, vers 1841, Chevalier avait les prix suivants :

Lunettes en argent, verres fins et étui.................	12 fr.
Les mêmes verres, cristal de roche............... 25 à	30
Lunettes en acier bleui, verres fins............... 5 à	20
Lunettes en fer, verres fins	4
Lunettes, écaille, verres fins.	14

CHAPITRE XVI.

XLII. Verres colorés et verres protecteurs.
XLIII. Le traitement par les verres colorés.

XLII.

Les couleurs en usage pour les verres colorés furent au début du XIXe siècle le vert et le bleu : « Le bleu pâle, nous dit Chevalier (1), est une couleur favorable, c'est celle que le reflet d'un beau ciel, la clarté silencieuse de la lune donnent à tout l'horizon dans l'absence du soleil... Mais c'est surtout le vert qui par sa nature semble le plus ami de la vue, c'est la couleur dont la nature entière se pare dans ses beaux jours et sur laquelle l'œil se repose avec le plus de plaisir ; aussi les lunettes vertes sont-elles les plus employées. »

Reveillé-Parise (2) n'est pas moins poétique : « La couleur verte est celle qui l'emporte sur les autres. Qui ne sait que ce rayon, qui occupe le milieu de l'échelle optique, est le plus agréable de tous? La couleur verte est la couleur favorite de la nature : elle l'a tellement prodiguée et variée dans son inépuisable fécondité, qu'on ne trouve pas deux plantes dont le vert soit parfaitement identique.»

Et comme corollaire de cette heureuse influence du vert sur la vue, on lit dans le *Bulletin thérapeutique* de 1839 l'entrefilet suivant : « On a disposé à l'Hôtel-Dieu deux petites salles pour les malades atteints d'affections oculaires ; ces salles ont été peintes en vert et on a mis des rideaux verts aux lits et aux croisées. »

Les verres colorés rencontrèrent dans le public médical de nombreux détracteurs : « Tous les verres colorés, dit Kitchiner, augmentent les efforts de nos yeux et les conduisent à un état d'irritation qui les rend impropres à l'usage. Les verres colorés en vert ou autrement couvrent les objets d'une demi-obscurité et ne doivent être employés que par ceux qui travaillent sur du blanc ou sur des couleurs brillantes et fatigantes. » Kitchiner ne tolère l'emploi du vert que dans les conditions suivantes : « Lorsque les

---

(1) *Le conservateur de la vue*, 1820.
(2) *Hygiène de la vue*, loc. cit.

yeux ont beaucoup à lire, écrire, etc., et sont par cela même irri-
tés, on peut mettre des carreaux verts aux fenêtres ou placer devant
soi pendant le travail un verre vert ou un écheveau de soie verte
ou bien un verre vert monté sur un socle et projetant sa lumière
sur le livre ou le travail. »

« C'est à tort, nous dit Scarpa (1), que l'on pense que l'usage
soutenu des lunettes vertes soit nécessaire pour calmer l'excès de
sensibilité des yeux. Après quelques mois, les malades ne peuvent
plus supporter la lumière la plus modérée, et ils sont obligés
d'avoir recours à des verres plus fortement colorés, verres dont ils
ne peuvent ensuite plus se passer, même dans leur chambre. Ceux
qui ont la précaution de ne se servir que de verres peu colorés et
de n'en faire usage que lorsqu'ils s'exposent aux rayons du soleil
ou lorsqu'ils voyagent sur la neige, finissent au bout d'un an ou
deux par se passer de ce secours. »

Muller (2) leur fait le même reproche que Gendron au siècle
précédent.

Reveillé-Parise n'est pas tendre pour eux : « Il ne faut pas croire
que les verres colorés donnent aux objets cette belle couleur amie
de l'œil que la nature prodigue dans l'atmosphère, ce serait une
erreur : ils paraissent ternes, sans netteté, d'une couleur sombre
et triste qui diminue, à la vérité, l'intensité de la lumière, mais ne
flatte et ne récrée la vue en aucune manière. »

Sichel (3) se prononce contre les lunettes convexes bleues plus
ou moins foncées : elles donnent naissance à l'amblyopie, à la
photophobie, à la phothopsie, à la myodésopsie, etc.

Les verres fumés, verres à teinte neutre, sont le résultat des
recherches de l'abbé Rochon et de Vincent Chevalier : ils parurent
en 1816.

Fischer (4) proposa de les remplacer par deux verres de nuance
différente, l'une primitive, l'autre complémentaire, tel le rouge et
le vert ; on mitige ainsi la lumière sans décolorer les objets. Cette
invention n'est pas restée dans la pratique.

Depuis l'invention des verres fumés, les verres verts sont peu à
peu tombés dans l'oubli et ne se trouvent plus que dans les boîtes
de quelques colporteurs arriérés.

(1) *Traité des maladies des yeux*, 1802-1811, t. II, p. 240.
(2) *Réflexions sur l'abus des bésicles vertes*, Gazette de santé, 15 août 1820.
(3) *Des lunettes*, loc. cit.
(4) *Sur les lunettes de verre coloré*, par le Dr Fischer, de Nordhausen, Allgemeine
med. Central-Zeitung, 1848.

Les verres fumés à leur tour sont menacés par le progrès : on a proposé de leur substituer d'abord les verres azurés. Calderini (1) leur reconnaît la supériorité d'intercepter les rayons irritants (rouges, orangés, jaunes et verts).

Ficuzal (2) prône les verres gris-jaune (obtenus par le mélange du jaune, du bleu et du noir de fumée), pour éliminer les rayons verts, dont l'action porte à son maximum la migration du pigment et les mouvements des éléments rétiniens.

Pergens (3) considère le rouge comme la couleur la plus nuisible à l'œil, et le bleu comme la meilleure teinte pour assurer le repos de la rétine.

Dobrowski (4), concluant qu'il est impossible de trouver des verres colorés propres à préserver également tous les éléments nerveux de la rétine, revient aux verres fumés qui atténuent seulement l'intensité lumineuse.

Pour Schulek (5), ce sont les rayons ultra-violets qui sont nuisibles à l'œil. Les lunettes destinées à les éliminer se composent de deux lamelles de verre, entre lesquelles se trouve une couche de triphénilméthan en solution dans le xylol. On peut donner aux lamelles les formes aptes à corriger tous les vices de réfraction : ces lunettes n'auraient pas un poids exagéré (25 à 3o grammes).

Après un règne de dix-huit cents ans, ce malheureux vert est jeté aux gémonies ; le rouge et le violet sont ses compagnons d'infortune. Il en est des verres de couleur comme des remèdes, il faut en user pendant qu'ils guérissent.

Pas plus que les autres verres, les verres colorés ne méritent le nom de conserves, dont les ont décorés les opticiens : « On peut se figurer que les verres conservent la vue et méritent alors le nom de verres de conserves. Mais quiconque pense que ces lunettes peuvent aspirer à maintenir la vue dans son intégrité se trompe singulièrement. Il n'existe aucun verre capable de préserver l'œil de la fatigue du travail. Beaucoup de jeunes gens se servent de lunettes avec verres plans, dans l'idée de se conserver la vue. Cette manière de voir est plus nuisible qu'utile. Souvent le port de ces

<hr>

(1) *Verres hygiéniques contre l'influence nuisible de la lumière du gaz et du pétrole,* Giornale d'oftalmologia italiano, 1870.

(2) Bulletin de la clinique ophtalmologique des Quinze-Vingts, avril-juin 1887.

(3) Société belge d'ophtalmologie, décembre 1896.

(4) Annales d'oculistique, 1873, p. 156.

(5) *Schutzbrillen gegen Ultraviolettstrahlen,* Ungarische Beitrage zur Augenheilk. t. II, 1900.

verres est affaire de mode : ils devraient alors porter le nom de lunettes de conversation, et leur emploi montre la folie de ceux qui les portent (1) »

C'est surtout les opticiens qui lançaient ces verres conservateurs, contre lesquels les médecins mettent le public en garde. On a cru qu'en portant certaines espèces de verres, nous dit Carron du Villars, on conservait la vue, et pour cela les opticiens en tout temps et dans tous les pays se sont mis en frais pour trouver ce précieux meuble : sans contredit, nous aurons un de ces jours les lunettes homéopathiques. »

Beer s'était déjà élevé contre cette duperie : « Quelques opticiens avides se vantent de pouvoir fabriquer des lunettes conservatives : elles n'existent pas plus que des béquilles conservatives, préservant de toute déformation des membres. »

Les lunettes dites conserves méritent tout au plus le nom de préservatrices, mettant l'œil à l'abri de la trop grande lumière, de la poussière et du vent.

Autrefois, ces lunettes préservatrices se composaient d'un verre blanc ou coloré et d'une partie en cuir ou en étoffe, comblant le vide entre le verre et le rebord orbitaire. L'œil était ainsi complètement *emmaillotté*. Weller repousse ces lunettes : il les accuse de faire inutilement transpirer l'œil et de prédisposer aux affections carrhales.

Au lieu de cuir, on garnit ensuite les côtés soit avec une plaque de verre, soit avec une pièce de toile métallique : les unes comme les autres n'ont pas trouvé grâce devant Desmarres. Ces lunettes furent d'ailleurs rapidement remplacées par les verres coquille. S'ils sont bien taillés, ces verres sont inoffensifs. « Mais souvent, dit Eaton (2), ils possèdent une réfraction astigmatique avec axes variables. »

Actuellement, l'automobilisme tend à remettre en usage les vieilles lunettes emmaillottant l'œil.

A côté des lunettes coquille se placent les lunettes en toile métallique. Vers 1840, on importa d'Angleterre des lunettes en toile métallique très fine et diversement colorée pour remplacer les verres de couleur : elles n'eurent pas grand succès. Les casseurs de pierres et les chimistes sont les seuls à faire usage de nos jours des lunettes ou masques pareils.

(1) Traité anonyme allemand de 1824, *op. cit.*
(2) *Des méfaits des verres coquille et des troubles de réfraction qu'ils entraînent*, The american journal of ophtalmologie, mars 1891.

XXXVIII.

La cure par les verres colorés a été entreprise en Allemagne par Boehm, vers 1858. Boehm (1) se sert de verres bleus : « Il ne faut pas se contenter, dit-il, de voir dans les verres bleus un moyen d'affaiblir la lumière ; la lumière bleue entre dans la catégorie des médicaments proprement dits et positivement efficaces. » La lumière bleue est plus réfrangible que la lumière blanche ; d'autre part, l'œil n'est achromatique que dans les limites de la vision distincte : donc un verre bleu plan peut remplacer un verre convexe blanc. Par ses recherches dans les ateliers, Boehm établit en outre que le bleu est une lumière bienfaisante : les ouvriers travaillent sur le bleu aussi longtemps que l'on voudra et sans fatigue, tandis que sur certaines couleurs, telle le vert pomme, le travail est très difficile. Les effets de la photothérapeutique de Boehm reposent sur ce que la lumière bleue : 1° amortit l'éblouissement ; 2° augmente la faculté de distinguer ; 3° rétablit la vue à distance et de près ; 4° calme la douleur ; 5° rend à la vue sa persistance.

Ces études reposent sur des données scientifiques sans aucun charlatanisme : elles sont curieuses et mériteraient certainement d'être reprises.

(1) *Ueber die Anwendung des blauen Doppel-Lichts auf leidende Augenpaare.* Berlin, 1858. — *Die Therapie des Auges mittels des farbiges Lichtes.* Berlin, 1862.

CHAPITRE XVII.

XLIV. Le traitement par les verres.
XLV. Charlatanisme et charlatans

XLIV.

Le traitement des affections oculaires par les verres fit son apparition en Allemagne, vers 18 8. Un nommé Schlesinger (1), au moyen de verres de son invention, promettait, à grand fracas de réclame, la guérison de la faiblesse de la vue, des vues défectueuses, du strabisme, de la cataracte, de l'amaurose, etc. « Un de ses confrères en escroquerie, raconte Sichel (2), Wiesecké importa ce système en France, où il eut peu de succès et finit par avoir des démêlés avec la justice. » Ce traitement consistait à faire exercer le sujet avec des verres convexes forts, diminuant progressivement la force des verres.

Cunier (3), en 1842, reprit ces expériences et s'en trouva bien dans quelques cas d'asthénopie asthénique, d'anesthésie rétinienne ou d'amaurose chlorotique. Cunier n'a pas vu de près les expériences de Schlesinger. Par contre, Sichel put juger *de visu* la pratique de Wiesecké, et voici ce qu'il en dit : « Le croyant sincère et de bonne foi, j'observai attentivement sa pratique et lui adressai même plusieurs malades. Mais bientôt je m'aperçus que son assurance n'était qu'un charlatanisme effronté, que ses lunettes n'avaient rien de particulier, et que ses guérisons, dues au hasard, avaient plus particulièrement lieu dans les cas où la presbytie était en jeu et n'étaient pas plus fréquentes que celles que j'avais obtenues auparavant par l'emploi rationnel des verres convexes. »

En 1843, le traitement par les verres florissait à Montpellier, sous les auspices et le patronage de la Faculté. Le thérapeuthe, de nationalité anglaise, avait nom Philippe. Oculiste-opticien diplômé, il a publié sa méthode en deux petits opuscules, qui sont la répé-

---

(1) *Les maladies des yeux, guérison radicale par le seul moyen des verres de lunettes.* Paris, 1845.

(2) *Des lunettes, loc. cit.*

(3) *De l'emploi des verres de lunettes dans le traitement de quelques affections oculaires,* Annales d'oculistique, 1842, t. VII, p. 87.

tition l'un de l'autre (1). Ces deux brochures sont l'œuvre d'un charlatan de haut vol.

Philippe ne fait pas entrer dans le domaine de l'*oculiste-opticien diplômé* toutes les maladies des yeux : « Le traitement médical ou chirurgical de la cataracte, de la fistule lacrymale, de l'iritis et des diverses inflammations de l'œil, nous est *en général* étranger. » Mais cet *en général* nous montre que la règle devait subir de nombreuses exceptions. Par contre, « la myopie, la presbytie, la diplopie, l'héméralopie, l'amaurose, la nyctalopie et la plupart des maladies dynamiques de l'organe visuel » sont l'apanage de l'oculiste-opticien diplômé. Sa thériaque consiste uniquement dans l'*emploi curatif des verres combinés.*

Comment est-il arrivé à cette découverte ? Par une étude aussi longue qu'approfondie : « Pendant dix années qu'attentif au chevet du malade nous avons suivi la clinique de l'Hôtel-Dieu de Montpellier, nos études se rapportaient spécialement aux maladies des yeux, et, en présence d'un grand nombre de lésions, d'affections et de difformités variées, en présence des traitements que l'ophtalmologie pouvait fournir pour les affaiblir, les calmer ou les guérir, nous avons entrevu une branche nouvelle de guérison dans l'EMPLOI CURATIF DES VERRES COMBINÉS. »

Les travaux d'Hercule ne sont rien auprès des efforts qu'a dû faire l'oculiste-opticien diplômé pour établir sa méthode : « On ne se figure pas le nombre infini d'essais infructueux et dispendieux, par lesquels nous avons passé pour arriver aux résultats que nous avons obtenus : les recherches des foyers variés, des lunettes achromatiques, des verres périscopiques et une foule d'autres combinaisons nous ont occupé pendant plusieurs années. »

Mais aussi quels services cette méthode ne rendra-t-elle pas à l'humanité ? « L'application de notre méthode préventive et curative par l'emploi des verres combinés est destinée à restreindre le nombre des opérations si douloureuses qui se pratiquent sur l'œil. » Quel est le mode d'action de ce procédé ? Il est très simple. Prenons, par exemple, l'amaurose, « *qui est l'opprobre de la médecine* », D'où vient-elle ? Philippe va nous l'apprendre : « L'amaurose vient du mode vicieux selon lequel la lumière pénètre jusqu'à la rétine. »

<hr>

(1) *Les rapports de l'art de l'opticien avec l'ophtalmologie*, par Henry Philippe, de Londres, oculiste-opticien de la Faculté de médecine de Montpellier. Montpellier, Bœhm, 1843, in-8°. — *Des maladies des yeux et de leur traitement par l'emploi des verres combinés*, par Henry Philippe, de Londres, oculiste-opticien de la Faculté de médecine de Montpellier. Paris, Baillère, 1864.

Les verres combinés non seulement agissent dans l'amaurose commençante, mais ils donnent encore des succès inespérés lorsque la vue est complètement perdue depuis des années.

Des amauroses passons aux anomalies de la réfraction. Pour la la myopie, « il faut appliquer des verres dont le foyer ne soit pas trop étendu, dont la divergence ne soit pas telle que la vue perde sa puissance première par une trop grande action des moyens de prothèse. » Et cette concordance dans le foyer, la divergence et la puissance première ne pourra être obtenue qu'au moyen des verres combinés. »

Pour la presbytie, les résultats sont merveilleux : « L'influence des verres combinés suivant les règles que l'expérience nous a apprises, nous a permis souvent, non seulement de renforcer la faculté visuelle, mais encore de dissiper toute lésion et de rétablir complètement les fonctions oculaires. »

Et les bienfaits des verres combinés ne se bornent pas là : ils agissent merveilleusement dans « l'anesthésie rétinienne, l'occlusion des pupilles, résultat souvent d'une iridopériphakite, le pannus celluleux, les néphélions, l'hyperkératose, etc. »

S'il ne se méprend pas sur la valeur incommensurable de sa méthode, l'opticien-oculiste diplômé de la Faculté de médecine de Montpellier n'ignore pas non plus la grandeur de la tâche qui lui incombe. Écoutons avec recueillement la péroraison de son œuvre : « Nous avons une plus grande tâche à remplir pour l'avenir ; nous n'y manquerons pas, et alors nous démontrerons que, même parmi les affections de l'organe visuel qui sont du domaine exclusif de la médecine, il en est qui peuvent être conjurées à leur origine, *la cataracte par exemple*, il en est qui peuvent être guéries même à leur apogée, nous voulons parler du strabisme, par notre méthode de l'emploi des verres combinés. »

Il serait temps, après toutes ces merveilles promises, de savoir en quoi consiste ce traitement par les verres combinés. Dans son édition de 1843, l'auteur s'excuse de ne pas traiter ce point, en disant « que les règles seraient trop longues à donner ». Dans son édition de 1864, il promet « de remplir prochainement cette obligation dans un travail spécial plus développé ». Inutile d'ajouter que ce travail n'a jamais vu le jour.

En somme, Henry Philippe était un charlatan doublé d'un ignorant. Il était ignorant en optique et paraît méconnaître les premières règles élémentaires de l'art de l'opticien ; en outre, malgré la parade d'érudition qu'il tente de faire, nous voyons, dans son édition de 1864, qu'il ignore l'existence de l'ophtalmoscope, dont l'invention remonte à 1851, l'usage des verres prismatiques, des verres cylindriques, etc.

Quand il se dit oculiste opticien diplômé de la Faculté de médecine de Montpellier, Philippe ne ment pas. La Faculté lui a accordé ce titre dans sa séance du 7 mai 1840. En plus, dans son libellé de 1843, figurent des lettres-certificats élogieuses de Lordat (1838), Delmas (1838), Lallemand (1839), Serres (1839), du doyen Caizergue (1840). Ces lettres, il est vrai, se bornent à constater qu'il a fourni à leurs auteurs de bons verres appropriés à leur vue, sans mentionner la mirifique invention des verres combinés. Mais il est plus étonnant de voir, en première page de son charlatanesque fatras de 1864, cette dédicace : « A mon ami Alquié, professeur de clinique chirurgicale à la Faculté de médecine de Montpellier, chirurgien en chef de l'Hôtel-Dieu Saint-Éloi, chevalier de la Légion d'honneur, etc., qui m'a aidé de ses lumières et encouragé de ses conseils. » Comment l'austère Faculté avait-elle laissé ce charlatan anglais s'introduire dans ses coulisses et y jouer un rôle, quelque subalterne qu'il fût ? Je l'ignore. Peut-être en était-il alors comme de mon temps, où il suffisait de ne pas être français pour avoir droit à toutes ses faveurs. En outre, vers 1840, et même encore en 1864, l'étude de l'oculistique était à Montpellier, comme dans toutes les Facultés de France (hormis Strasbourg), complètement délaissée : la dioptrique oculaire (si bien étudiée cependant au siècle précédent par Sauvages) était encore plus oubliée que l'oculistique. Aussi, les chirurgiens abandonnaient-ils volontiers à l'empirisme de l'opticien ignorant non seulement toutes les questions de réfraction, mais encore le traitement des affections les plus délicates.

XLV.

Les lunettes ont toujours été pour les charlatans un moyen d'exploiter la crédulité humaine. Nous avons vu, au XVIe siècle, Bartisch s'élever contre les vendeurs de lunettes et leurs escroqueries. Au XIXe siècle, les choses ont peu changé. Au début, ce furent des juifs allemands, qui parcouraient villes et campagnes, plaçant leurs *pons lunettes* ; mais bientôt des charlatans de toute nationalité leur firent une concurrence redoutable. Leur procédé toujours le même, consistait ou bien à faire croire au client qu'on lui donnait des verres extra-fins et à lui faire payer 40 ou 50 francs ce qui valait 40 ou 50 sous, ou bien à lui persuader qu'il avait besoin d'une douzaine de paires de lunettes.

Comme savoir faire de ces individus, Cunier (1) rapporte les faits suivants : « Madame la baronne de C... était atteinte de la cataracte : elle se mit entre les mains de deux opticiens ambulants. L'un d'eux lui donna des verres concaves, l'autre des verres convexes. En six mois, elle en usa pour 280 francs, toujours sans pouvoir lire. Arrive un opticien allemand, porteur de verres d'une invention nouvelle qui lui a valu un brevet de Sa Majesté l'Empereur d'un pays quelconque. Ces fameux verres sont des verres convexes bleutés : il en faut quatre paires à Madame de C.. , elle se servira de chaque paire pendant dix jours, et arrivée à la dernière paire elle y verra, ci 400 francs. Ce n'est qu'après avoir constaté, quarante jours après, qu'elle n'y voyait pas mieux avec la quatrième paire qu'avec la première, que Madame de C... comprit qu'elle avait été mystifiée. — A un opéré de cataracte de Dupuytren, un opticien avait remis dix paires de lunettes (ci 450 fr), avec un petit tableau indiquant les jours du mois et les heures de la journée, pendant lesquels il devait se servir de tel ou tel numéro. Il lui promettait par ce procédé de regagner une vue exquise. »

Il y a 25 ans, nous traversâmes une période où l'escroquerie à la lunette était pratiquée plus habilement. L'opticien nomade prenait le nom d'un oculiste célèbre défunt ou même vivant, et, sous ce titre, voyait des malades, donnait des consultations.

Le plus célèbre dans cet art de l'exercice illégal fut un juif de Marseille, Marius Lévy de son vrai nom. Voici l'enseigne qui, d'après ses prospectus, était censée surmonter sa porte :

<table>
<tr><td>Usine</td><td>AU TRÉSOR DE LA VUE</td><td>Succursale</td></tr>
<tr><td>[à la Villette.</td><td>— o —</td><td>à</td></tr>
<tr><td>PARIS</td><td></td><td>TOULOUSE</td></tr>
</table>

MAISON L. M. SICHEL et Cᵉ

Opticien Ophtalmologiste

29, rue Paradis, 29

Marseille.

Il faisait le tour de la France, s'adressant spécialement aux prêtres et aux religieuses, et leur vendant 20 francs des lunettes,

(1) *Les marchands de lunettes*, Annales d'oculistique, 1844, t. II, p. 237.

qu'il payait 2 francs à un fabricant du Jura. Il ne se contentait pas d'être opticien, il était aussi le docteur Sichel, de Paris. En arrivant dans les maisons, il faisait valoir pompeusement ses titres : tantôt il était le docteur Sichel lui-même (mort cependant depuis quelques années, en 1868), tantôt son fils, son neveu ou son élève. Quelle que fût sa personnalité, le résultat de l'examen était toujours le même : le malade avait la cataracte, il lui fallait, pour guérir, une paire de lunettes et un collyre. Le collyre était inoffensif (eau de rose et laudanum), et comme il ignorait les lois élémentaires de l'optique, les verres qu'il donnait à ses patients étaient impropres à leur usage. En avril 1876, il vint échouer, au Havre, sur les bancs de la police correctionnelle qui brisa sa carrière, en lui infligeant deux ans de prison avec amende et dommages-intérêts au profit de Sichel fils.

Un autre marchand de lorgnettes, le sieur Eichoff, opticien ambulant, prenait le nom de « Mayer, célèbre oculiste de Paris, dont le nom fait autorité en France ». Le docteur Ed. Meyer, informé du fait, déposa une plainte contre son sosie, et le tribunal de Lille, en 1877, octroya au sieur Eichoff trois mois de prison pour escroquerie et exercice illégal de la médecine.

Il y a deux ou trois ans, était de passage à Avignon un oculiste américain, le fameux Nelson, qui a fini sa carrière sur les bancs de la police correctionnelle de Toulouse. Un de mes clients, atteint de paralysie de l'abducens, va le consulter : il se trouve en présence de la doublure du personnage, qui après un court examen, lui donne une paire de lunettes bleutées pour la modique somme de 30 francs. Cela fait, il introduit le patient dans le cabinet du célèbre *american oculist*. « Évidemment, lui dit le praticien, vous avez un nerf paralysé, et par un traitement spécial nous lui rendrons rapidement sa vigueur perdue, mais il faudrait d'abord déposer 200 francs. » Déjà mis en éveil par le prix des lunettes, mon patient sans rien dire prend son chapeau et s'en va.

Frisant l'escroquerie, il y a la réclame et ses fumisteries. Que d'inventions merveilleuses n'ont pas été faites par les opticiens ? Au XVIIIᵉ siècle, Kitchiner signale déjà à notre attention « le cristal sympathique, qui s'adapte si bien à la vue qu'avec une paire de lunettes l'acheteur en a pour sa vie. » Il met encore les malades en garde contre les *visual-glasses*, lancés en Angleterre par Martin, en 1785, « dont l'usage est riche en extraordinaires avantages ». Le XIXᵉ siècle voit naître de nouvelles merveilles, entr'autres les verres pour éviter la conscription. Ce produit a malheureusement fait son temps. Mais, à côté, voyez les verres de M. X. Par leur douceur, ils fortifient les vues les plus altérées, ils durent dix ans, tandis que les autres ne durent qu'un an ; avec eux, les vieillards recouvrent leurs yeux de vingt ans. Nous avons aussi les verres pour les yeux qui voient voltiger des points noirs, les verres pour les paupières qui tremblent de faiblesse ou qui sont couvertes de sang ! N'oublions pas la modeste invention des lunettes curatives à verres gradués et purifiés, en concurrence avec les verres spéciaux pour les vues qui n'y voient qu'un peu et seraient abandonnées par tous les opticiens Et dans la qualité des verres, quelle imprudence ne commettent pas ceux qui, comme moi, se contentent de produits usuels ? Ils ignorent le cristal épuré, purifié, anglais, parallèle, convergent, divergent, perfectionné Le cristal du Brésil a lutté un certain temps contre les verres en flint-glass cristal de roche, propres à rétablir, soulager, conserver les vues les plus mauvaises.

Mais goûtez le sel de cette réclame du début du XXᵉ siècle :

« L'ŒIL DE L'AIGLON.

» Ce qui n'était qu'un proverbe, œil d'aigle ou œil d'aiglon, est devenu une réalité depuis que tout le monde, jeune ou vieux, myope ou presbyte, a reconquis ses yeux de vingt ans, grâce aux célèbres verres isométropes, dont nous entendons vanter les merveilleux effets par toutes les personnes qui en portent. Rappelons que le seul dépôt des verres isométropes est à ... chez le savant opticien .... »

Ces verres isométropes sont d'ailleurs illustres à plus d'un titre : Tscherning, à l'Académie de médecine, ayant conclu qu'ils étaient inférieurs aux verres ordinaires, leur fabricant ou plutôt le lanceur de cette affaire, au nom prédestiné de Lévy, se rebiffa et traîna la docte assemblée sur les bancs de la justice. Les verres isométropes ne furent pas plus heureux devant Thémis, qui décida que l'Académie de médecine, déclarant que ces verres isométropes étaient inférieurs aux verres ordinaires et ne présentaient aucun avantage à ceux qui les achetaient, n'avait pas excédé les limites du droit qui appartient à cette assemblée, de donner, dans un but d'utilité générale, son avis sur une question intéressant la santé publique (1).

Je suis étonné qu'on n'ait pas encore lancé les lunettes pour faire lire les ignorants. Il est vrai qu'en ce siècle d'instruction à

(1) Jugement du tribunal civil de la Seine, du 3 mars 1898.

outrance, obligatoire, mais hélas ! non gratuite, le besoin d'un pareil produit se fait de moins en moins sentir. En dehors de Smith, le prophète des Mormons, je crois que rien n'a été tenté dans cette voie. Un matin de septembre 1823, Joseph Smith, guidé par un ange, trouva au pied du mont Cumora, près de Palmyre, une caisse contenant des feuilles d'or recouvertes de caractères indéchiffrables. Heureusement, il découvrit une paire de lunettes qui le mirent immédiatement à même de déchiffrer ces hiéroglyphes égyptiens et d'écrire ainsi son livre révélé (1). Il n'est malheureux que Smith ne nous ait pas aussi révélé le nom du fabricant de ces lunettes merveilleuses.

Il y a quelques années, dans une de ces inombrables exibitions scientifiques qu'on appelle des congrès, une proposition fut émise tendant à obtenir qu'on donne des diplômes d'opticien. C'est tout comme si l'on donnait des diplômes aux rebouteurs. Les fabricants de verres se garderaient bien de se munir de ce diplôme inutile à leur industrie : il ne servirait qu'aux exploitants irréguliers, aussi nombreux dans l'oculistique que dans la médecine.

J'ai l'honneur de posséder à mes côtés un opticien ophtalmologiste médaillé : ses prétentions sont modestes, ainsi qu'on peut en juger par cette reproduction de son enseigne.

DÉTERMINATION DE LA RÉFRACTION DES YEUX.

—

Médaille d'or, Paris 1899.
Correction de la vue.
Salle d'épreuve, gratuite tous les jours.

OPTIQUE MÉDICALE

X. ..... X. ....

OPTICIEN CONSTRUCTEUR

au 1ᵉʳ.

Maux de tête, fausse migraine,
Névralgies, vertiges.

GUÉRISON EN 24 HEURES.

—

Yeux rouges de sang, paupières enfle (sic)
Yeux tournés, larmoyants, points noirs
Crainte de la lumière.

GUÉRISON RAPIDE PAR LES VERRES CILINDRIQVES.

—

Les enfants doivent avoir au moins six ans
pour être déterminés avec précision.

BLÉPHARITE		CONJONCTIVITE
Guérison par le port des verres cilindriques.		Guérison par le port des verres cilindriques.
STRABISME		SIÈGES PRINCIPAUX
Guérison par le port prolongé des verres bien choisis.		des douleurs produites par la vue dite astigmate. Guérison en 24 heures par le port des verres cilindriques.

—

(1) Buchs, *Geschichte der Mormonen.* Leipzig, 1870, d'après Horner, in *Ueber Brillen aus Alter und Neuer Zeit.* Zurich, 1885.

Pour un individu qui, il y a trois ans, était un simple cordonnier, c'est déjà bien beau. La réfraction n'a pour lui pas de mystères, il donne généralement des verres cylindriques, ce sont les plus chers, mais aussi les meilleurs ; naturellement, il ignore même l'existence d'un axe dans ces verres. Une fois les verres donnés, il ne faut pas que le client les quitte un seul instant, sans quoi il est menacé de perdre la vue.

Je me rappelle un malheureux myope, qui avait des céphalées épouvantables depuis qu'il portait les verres cylindro-convexes ordonnés par mon charlatan, et plein d'épouvante, il n'osait les quitter. Il cultive aussi la multiplication des lunettes : à un malheureux syphilitique, atteint d'atrésie pupillaire, il avait donné quatre paires de lunettes différentes (ci 40 fr.), et finalement lui diagnostiqua des troubles visuels d'origine albuminurique.

Par exemple pour le strabisme, mon opticien médaillé est un peu en retard, il en est encore à la méthode de Buffon : il met un verre plan devant l'œil dévié et un verre concave, convexe ou cylindrique (au petit bonheur) devant l'œil sain. Les choroïdites myopiques sont pour lui un vaste champ d'exploitation : il a ressuscité pour ces patients la méthode des verres combinés de Philippe, de Montpellier ; successivement, il leur fait porter des verres blancs ou teintés, forts ou faibles. Il promet la guérison certaine avec le temps ; profondément philosophe, peut-être se dit-il comme le personnage de La Fontaine, qu'avec le temps

Le roi, l'âne ou moi serons morts.

Il est également très fort sur l'article cataracte : au début, il les arrête par ses verres cylindriques. Il approuve quelquefois la manière dont j'ai opéré mes malades ; mais il est impitoyable pour moi, quand les opérés de cataracte n'y voient pas avec ses verres cylindriques. Je compte bien apprendre que sous peu il aura passé de la théorie à la pratique, et voir à mon tour, dans mon cabinet, ses opérés à lui.

Que serait-ce si, à un escroc de cette trempe, on donnait un diplôme aussi insignifiant que vous voudrez ? Voyant ce qu'il fait sans aucun titre, on peut juger de ce que serait sa conduite quand il serait couvert par un diplôme officiel. Il peut se faire aussi que je sois dans l'erreur : ce qui fait le succès des charlatans, c'est la bêtise humaine ; or, l'infini seul peut nous donner une idée de son étendue, dit l'Ecclésiaste. Peut-être un titre officiel enlèverait-il à ces gens-là leur prestige, du moins aux yeux des imbéciles et des ignorants, qui constituent leur crédule clientèle.

CHAPITRE XVIII.

XLVI. Les verres de contact. — XLVII. La cornée artificielle.
XLVIII. Le traitement opératoire de la myopie
et de l'asthénopie accommodative.

LXVI.

Jusqu'à maintenant nous nous sommes occupé de verres apposés devant l'œil dans une monture : il nous reste à parler des verres appliqués directement sur l'œil ou insérés dans une de ses membranes, des verres de contact et de la cornée artificielle.

Kalt le premier, en 1888 (1), a prôné les verres de contact dans le kératocone. Les verres de Kalt étaient des coques transparentes, analogues aux coques d'émail des yeux artificiels, et d'un rayon de courbure voisin de celui de la cornée : ces coques adhéraient à l'œil par l'effet de la pression atmosphérique. Au moyen de ces verres, un malade de la clinique du professeur Panas, qui comptait à peine les doigts à 50 centimètres, arrivait à lire le journal.

A peu près simultanément, Fick (2), à Zurich, employait dans le même but des verres un peu différents comme forme. Ces verres se composaient d'une calotte sphérique, d'un rayon de base égal à celui de la cornée (8 millimètres), la base de la calotte présentant un diamètre de 12 millimètres, avec un bord de 2 millimètres de largeur découpé dans une sphère de 13 millimètres de rayon, destiné à s'appliquer sur la sclérotique. On interpose entre le verre et la cornée une couche d'une solution de sucre de raisin au 50me, dont l'indice de réfraction est égal à celui de la cornée et de l'humeur aqueuse. Le poids de ces verres est de 50 centigrammes. Par ce moyen, Fick chez un sujet atteint de leucome diffus remontait la vision de 1/30 à 1/6.

Les verres de contact de Fick étaient soufflés, l'ophtalmomètre y décelait des stries et des irrégularités. Sulzer (3) arrive à les

(1) *Traitement optique du kératocone*, communication à l'Académie de médecine, mars 1888.
(2) *Contact-brille*, Archiv für Augenheilkunde, t. XVIII, fasc. III, mars 1888.
(3) *La correction optique du kératocone, de l'astigmatisme irrégulier et de l'astigmatisme cicatriciel*, Annales d'oculistique, mai 1892, t. 107, p. 320, et Société française d'ophtal., 1892.

faire tailler. Mais il ne peut faire supporter ces verres plus de cinq à six heures, la solution de sucre se troublant par suite de l'exfoliation de l'épithélium cornéen. « Avec ces verres, dit Sulzer, un œil normal y voit un peu moins que sans verres ; un œil à cornée irrégulière voit, avec un verre de contact, aussi bien qu'un œil normal armé du même verre. »

Dor (1) ne pense pas que les verres de contact soient destinés à entrer dans la pratique, à cause de la difficulté de les maintenir en place.

Leur prix est assez élevé (50 francs la pièce). Pour le mettre en place, on remplit le verre d'une solution stérilisée de sel marin à o,6 %, ou de sucre de raisin à 1/2, puis on l'applique dans le cul-de-sac inférieur contre l'œil, on ramène alors sur le verre la paupière supérieure. Si une bulle d'air s'introduit sous le verre pendant l'opération, on recommence l'application, ou ien écartant légèrement le verre avec un crochet à strabisme, on introduit brusquement au moyen d'un compte-goutte recourbé quelques gouttes de la solution saline ou sucrée, qui chassent la bulle d'air. Le poids du type normal de ces verres est de 44 centigrammes ; le rayon de courbure de la calotte centrale doit varier selon le degré d'amétropie du sujet.

XLVII.

C'est Pellier de Quengsy (2), qui le premier décrit la cornée artificielle : elle se compose d'un verre bien clair, fin et uni, concave en dedans, convexe en dehors, de diamètre égal à celui de la cornée. On place ce verre dans un petit cercle d'argent très mince et bien poli, comme un verre de lunettes dans son chassis. Autour du cercle extérieur, on fait pratiquer une rainure proportionnée à l'épaisseur de la cornée naturelle, afin que la sclérotique puisse exactement s'y implanter. Le rebord extérieur de la rainure est un peu plus large que l'autre, pour qu'il puisse s'adosser contre le bord de la sclérotique et empêcher la cornée artificielle de tomber dans la cavité de l'œil. Pellier compte sur les efforts de la nature pour faire adhérer le rebord de la cornée nouvelle au cercle sclérotidien. Pour favoriser le développement de ces adhérences, il condamne l'opéré à avoir les paupières fermées pendant huit à

(1) *Sur les verres de contact*, Lyon médical, 4 décembre 1892.
(2) *Cours d'opération sur les yeux*, Paris, 1789, t. I, p. 94.

quinze jours Pour plus grande sûreté, il conseille de fixer la cornée artificielle par deux ou trois points de suture.

Lefébure (1) raconte que le frère de Pellier de Quengsy, professeur à Erlangen, aurait pratiqué l'opération sur une femme, mais que la petite lamelle de verre mise en place sortit aussitôt de l'ouverture, et que les nerfs de l'œil furent définitivement perdus.

Nussbaum (2), en 1853, revient à ce procédé : il fait dans la cornée une incision de trois millimètres et demi et y introduit un petit verre d'un millimètre d'épaisseur (3/8 de ligne), ayant la forme d'un bouton de chemise et offrant une rainure sur ses bords. Ses expériences n'ont porté que sur les lapins.

Heuzer (3) aurait pratiqué cette opération sur les deux yeux d'une jeune fille aveugle, le 13 septembre 1859. En mars 1860, l'auteur prétend que les yeux supportent très bien ces cristaux et les supporteront probablement aussi à l'avenir.

En 1878, von Hippel (4) reprend ces expériences : il enchasse sa cornée dans une monture en or, le verre est mobile dans sa sertissure pour pouvoir être sorti et nettoyé. Von Hippel a pu faire supporter cette prothèse pendant un an, mais des altérations du vitré se montrent ensuite et abolissent la vision.

En 1886, Martin, de Marseille (5), lance dans les journaux politiques « LA VUE AUX AVEUGLES PAR LA CORNÉE ARTIFICIELLE ». Son procédé consiste à faire subir à l'œil, par une ténotomie, une rotation de 40 à 45 degrés, soit en dedans, soit en dehors. On introduit alors dans la sclérotique, loin de la zone ciliaire, une monture en or, de forme cylindrique, disposée pour recevoir un petit bouchon de cristal, par lequel pénètre la lumière. Cette élucubration charlatanesque, présentée à l'Académie de médecine, n'eut que les honneurs de la corbeille à papier.

Dimmer, de Vienne (6), en 1889, reprend ces expériences avec des cornées en celluloïde mince, qu'il introduit dans une perforation cornéenne identique, faite à l'emporte-pièce, selon le procédé

(1) *Abhandlung über die Augenentzündungen.* Francft.-a.-M., 1802, p. 256, cité par Hirsch : *Geschichte der Opht.* Leipzig, 1877, p. 438.

(2) *Cornea artificialis, ein Substitut für die Transplantation der Cornae,* Deustche Klinik. München, 1853.

(3) *Cornea artificialis,* Deusschrift der med. chir. Gesellschaft des Canton von Zurich, analysé in Annales d'oculistique, 1861, t. XLV, p. 79.

(4) *Des opérations dirigées contre les opacités cornéennes, totales et stationnaires,* Graefes Archiv, XXXIII, II, p. 79.

(5) *La vue aux aveugles,* in-8° de 32 p. Paris, Baillère, 1886.

(6) *Kératoplastie,* Société ophtal. d'Heidelberg, septembre 1889.

de von Hippel, Dimmer aurait obtenu des résultats bien supérieurs à ceux de Martin. En effet, tandis que l'oculiste marseillais n'arriva pas à faire distinguer les objets par ses opérés, Dimmer constate qu'un de ses malades qui, avant l'opération, ne comptait les doigts qu'à 2m50, peut ensuite lire le numéro 15 de l'échelle de Jaeger.

Tous ces exemples montrent que l'œil peut tolérer la cornée artificielle, mais pendant combien de temps la supportera-t-il ? *That is the question.*

XLVIII.

Avant la découverte ou l'invention des lunettes, on recommandait contre les vices de réfraction des collyres aussi variés qu'inefficaces : les lunettes les firent tomber dans l'oubli. Au XIXe siècle, celles-ci à leur tour sont menacées par les procédés chirurgicaux, dont la myopie et la presbytie ont été ou sont encore justiciables.

Boerhaave, en 1708, avait signalé ce fait que les myopes opérés de la cataracte n'avaient ensuite pas besoin de verres convexes, la suppression de la lentille ramenant sur la rétine le foyer qui dans l'œil myope se trouvait situé trop en avant.

Janin (1), en 1769, note comme extraordinaire le fait d'une vue myope qui se changea en presbyte après l'extraction de la cataracte. L'explication qu'il donne de ce phénomène est assez obscure : « Le cristallin de Madame Réguillat n'ayant guère plus de volume que ceux des yeux ordinaires, la myopie de cette dame devait provenir, selon toute apparence, de la trop grande étendue du corps vitré : celui-ci, sans cristallin, étant suffisant pour déterminer la réunion des rayons sur l'organe immédiat de la vue. »

Pellier de Quengsy (2) cite deux observations analogues, pour lesquelles il adopte les explications de Janin.

Dans un opuscule (3) paru en 1785, puis ensuite dans son traité (4) de 1786, Desmonceaux propose l'extraction du cristallin transparent, comme traitement des myopies de deux à trois pouces (12 à 18 dioptries). Il déclare dans son premier travail que, sur sa

(1) *Mémoires et observations sur l'œil.* Paris, 1772, p. 232.
(2) *Recueil de mémoires sur l'œil.* Montpellier, 1783, p. 248.
(3) *Lettres et observations anatomiques, physiologiques et physiques sur la vue des enfants naissants.* Paris, 1775.
(4) *Traité des maladies des yeux et des oreilles considérées sous le rapport des quatre âges de la vie de l'homme.* Paris, 1786.

recommandation, le baron de Wenzel aurait pratiqué plusieurs fois cette opération. En tout cas, de Wenzel n'en parle pas dans ses ouvrages.

« M. Demours, raconte Carron du Villars (1), a guéri des myopies très prononcées en abaissant le cristallin. » Je crois que Carron du Villars fait allusion à l'opération de la cataracte chez les myopes, dont Demours relate quelques faits (2).

Beer (3) examine la question de l'extraction du cristallin dans la myopie forte. *A priori*, il remarque que bien des myopes se réjouiraient d'avoir une vision aussi bonne que les sujets heureusement opérés de la cataracte. « Mais qui répond des suites de cette opération, surtout lorsqu'il s'agit de l'extraction d un cristallin transparent ? Le myope, apercevant l'instrument près de son œil, peut automatiquement créer de graves difficultés à l'opérateur, et rendre l'issue de l'opération beaucoup plus douteuse que lorsqu'il s'agit de la cataracte. Quelles difficultés présente l'extraction d'un cristallin non opacifié ? Personne ne l'ayant essayé, on ne peut en juger. Cependant, il vaudrait la peine, si un myope fort se soumettait à cette expérience, de ne la tenter que sur un seul œil. »

Cette opération a été pratiquée par Adams (4) en 1817. Il opéra d'abord une malade atteinte de cataracte et de staphylome pellucide : après l'opération, la malade voyait sans verres convexes Encouragé par ce fait, il opère par extraction du cristallin transparent, une femme jeune, atteinte de kératocone ; la patiente, qui avant l'opération ne pouvait lire ni distinguer de petits objets, put, après guérison, lire sans lunettes les plus petites lettres à la distance normale de la vision.

En 1840, nous entrons dans une autre voie, la myotomie oculaire vient de faire son apparition : ce fut une véritable épidémie dans le monde chirurgical. En 1843, il n'y avait pas moins de 63 méthodes différentes pour pratiquer cette opération. C'était une véritable chasse aux strabiques. Au témoignage de Phillips (5), des étudiants qui auraient été incapables de faire une saignée, outillés *ad hoc*, arrêtaient les louches jusque dans les rues pour leur persuader de se laisser myotomiser. Faute de strabiques, on

(1) *Guide pratique pour l'étude et le traitement des maladies des yeux.* Bruxelles 1838, t. II, p. 552.

(2) *Précis des maladies des yeux.* Paris, 1821, p. 422. Le malade opéré par Demours lisait, après l'opération, avec un verre de + 1,50.

(3) *Lehere von den Augenkrankheiten.* Wien, 1817, t. II, p. 659.

(4) Journal of Science and the Arts, vol. II. London, 1817.

(5) *De la ténotomie sous-cutanée.* Paris, 1841.

en arriva à myotomiser les myopes : leur affection n'est-elle pas, en effet, la conséquence de la pression des muscles extrinsèques de l'œil ? Par exemple, on ne s'entendait pas sur la question de savoir quels muscles il fallait sectionner : Jules Guérin sectionnait le droit interne ; Phillips, le grand oblique ; Bonnet, le petit oblique ; Kuh, les quatre muscles droits.

De la myopie on passa à l'asthénopie presbytique, sous prétexte que la fatigue des yeux résulte de la compression que les muscles externes exercent sur le globe dans les efforts qu'ils font pour accommoder l'organe de la vision de près. Bonnet (1), et après lui, Petrequin (2) pratiquent la section d'un ou de plusieurs d'entre ces muscles.

Le bon sens de Velpeau s'insurge contre ces absurdes mutilations, qui passent rapidement de mode. Donders dit de ces malheureuses tentatives, qu'elles étaient un produit hybride de la hardiesse et de l'ignorance des chirurgiens.

Ont été ensuite successivement pronées contre la myopie : la myotomie intra-oculaire (s'adressant au muscle ciliaire) par Salomon en 1862, la sclérotomie et l'iridectomie par Dehenne en 1883, puis par Dransart, la sympathicotomie par Jaboulay, en 1897.

En 1858, Weber et Mooren, au congrès d'Heidelberg, sortent de son oubli l'extraction du cristallin transparent comme traitement de la myopie forte. Cette tentative reste sans écho jusqu'en 1889, époque où apparaissent les travaux de Vacher en France, et de Fukala en Allemagne. Tout semble lui présager un brillant avenir, mais c'est au XXe siècle à porter un jugement définitif sur cette méthode. Sera-t-il aussi sévère pour elle, que ce que nous le fûmes pour la myotomie ?

Montaigne eût dit : Que sais-je ? Et Rabelais : Peut-être.

(1) Gazette médicale de Paris Paris, 1841, p. 571.
(2) Annales d'oculistique, 1841 et 1842.

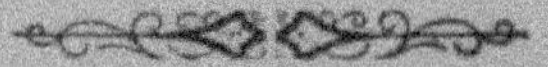

SUPPLÉMENT BIBLIOGRAPHIQUE (1).

James Ayscoug, *A short account o the nature and use of spectacles;
in wich is recommended a kind of glass for spectacles, preferable
to any hitherto made use of for that purpose*. London, 1750.

Baley Gauthier, *Petit traité de la conservation de la vue*.
Oxford, 1616.

Borel, *De vero telescopii inventore, cum brevi omnium conspicillorum historia, ubi de eorum confectione ac usu, seu de effectibus
agitur*. La Haye, 1655; in-4°.

Haldat du Lys, *Optique oculaire suivie d'un essai sur l'achroma-
tisme de l'œil*. Paris, 1849.

Hartsoeker, *Essay de dioptrique*. Paris, 1694, in-4°.

Hess, *Theoretisch en praktische Handboeck der mechanische
Oogheelkunde*. Zierikzee, 1842, in-8°.

Smée, *De la vision à l'état sain et morbide, avec des conseils pour
secourir et améliorer la vue affaiblie au moyen de lunettes, des
verres et d'abat-jour convenables, et l'indication des dangers qui
sont la suite de l'abus des verres*. London, 1853, petit in-8° de
148 pages avec 60 figures.

(1) De ces ouvrages, je ne connais que le titre.

ERRATA.

Page 3, ligne 15, lisez *mirabilamente* au lieu de *mirabilabente*.
—   4, note 2, ligne 1, *fallant* au lieu de *fablant*.
—   5, note 2, *caput XVI*, au lieu de *caput XV*.
—   20, ligne 21, *Trotula*, au lieu de *Trotulo*.
—   21, ligne 7 de la note 1, *comprimendo* au lieu de *compri-
         menda*.
—   41, ligne 13, *projetée* au lieu de *pro etée*.
—   41, note 3, ligne 1, *senectutis* au lieu de *senectutus*.
—   57, note 1, ligne 1, *port* au lieu de *por*.

TABLE DES MATIÈRES

TABLE DES PLANCHES

PUBLICATIONS DU Dr P. PANSIER

— Corps étrangers de l'œil. *Montpellier médical*, 1889.

— De l'excision du cul de sac conjonctival dans le traitement de l'ophtalmie granuleuse. *Montpellier médical*, 1891.

— Rétinite pigmentaire traumatique. *Montpellier médical*, 1892.

— L'Électricité en thérapeutique oculaire. *Revue internationale d'Électrothérapie*, 1893.

— Quelques observations d'oculistique. *Montpellier médical*, 1894.

— Les courants continus dans l'irido-choroïdite aiguë. *Annales d'oculistique*, 1894.

— Les courants continus dans les iritis anciennes avec synéchies. *Annales d'oculistique*, 1894.

— Les courants continus dans les iritis et dans les irido-choroïdites. *Archives d'électricité médicale*, 1894.

— La chromatopsie des hystériques. *Annales d'oculistique*, 1895.

— De l'électricité dans le traitement des leucomes. *Archives d'électricité médicale*, 1894.

— L'électricité dans les troubles du vitré (hyalitis, synchisis, hémorragies). *Archives d'électricité médicale*, 1896.

— L'électricité dans le traitement des ulcérations profondes de la cornée. *Annales d'oculistique*, 1896.

— Trois cas d'intoxication par la scopolamine en collyre. *La Clinique ophtalmologique*, 1897.

— L'introduction des myotiques et des mydriatiques dans l'œil par l'électricité. *Archives d'électricité médicale*, 1897.

— L'extraction du cristallin dans la myopie forte chez les vieillards. *La Clinique ophtalmologique*, 1897.

— L'amaurose hystérique ; dédoublement de la vision consciente et de la vision automatique. *Annales d'oculistique*, 1897.

— Le traitement de l'épisclérite par l'électricité. *Archives d'électricité médicale*, 1898.

— L'extraction de la cataracte par incision, avec lambeau conjonctival adhérent. *Annales d'oculistique*, 1899.

— De l'emploi de l'électro-aimant pour rechercher et déceler les petits débris de fer dans les yeux énucléés. *Archives d'électricité médicale*, 1900.